반드시 알아야 할 노인건강 생활 2

간 질환자를 위한

식이요법과 마사지요법

육조영

한국체육대학교 체육학과를 졸업하고 동 대학원에서 석사학위와 박사학위를 취득하였다. 주요 경력으로는 서울복지대학원대학교 교수, 연변대학교 겸직교수, 일본국립고지대학 객원교수, 한국스포츠인재개발원 이사장을 역임하였다. 주요 연구로는 「운동 후 마사지가 면역세포와 혈액세포에 미치는 영향」 등 150여 편의 논문을 발표하였으며 저서로는 자신이 개발한 『Body Action Therapy』등 60여 권의 저서를 집필하였다. 현재는 국립 한국체육대학교에서 사회체육학과 교수와 생활체육대학 학장으로 재직하고 있다. 사회활동으로는 한ㆍ중ㆍ일 교육과정연구회 연구위원, 한국연구재단 선정평가 심사위원, 국정교과서 집필위원, 세계레크리에이션 교육협회 집행위원장으로 활동하고 있다.

반드시 알아야 할 노인건강 생활 2
간 질환자를 위한 식이요법과 마사지요법

초판발행 2015년 7월 20일

지 은 이 육조영
펴 낸 이 최종숙
펴 낸 곳 글누림출판사

진 　 행 이태곤
디 자 인 안혜진
편 　 집 이홍주 권분옥 이소희 문선희 오정대 박지인
마 케 팅 박태훈 안현진

주 　 소 서울시 서초구 동광로 46길 6-6(반포4동 577-25) 문창빌딩 2층(137-807)
전 　 화 02-3409-2055(대표), 2058(영업)
팩 　 스 02-3409-2059
전자메일 nurim3888@hanmail.net
홈페이지 www.geulnurim.com
등록번호 제303-2005-000038호(2005. 10. 5)

정가 16,000원
ISBN 978-89-6327-298-6 14510
　　　978-89-6327-296-2 (세트)

출력·인쇄 성환 C&P **용지**·에스에이치페이퍼 **제책**·동신제책

간 질환자를 위한

식이요법과 마사지요법

육조영 지음

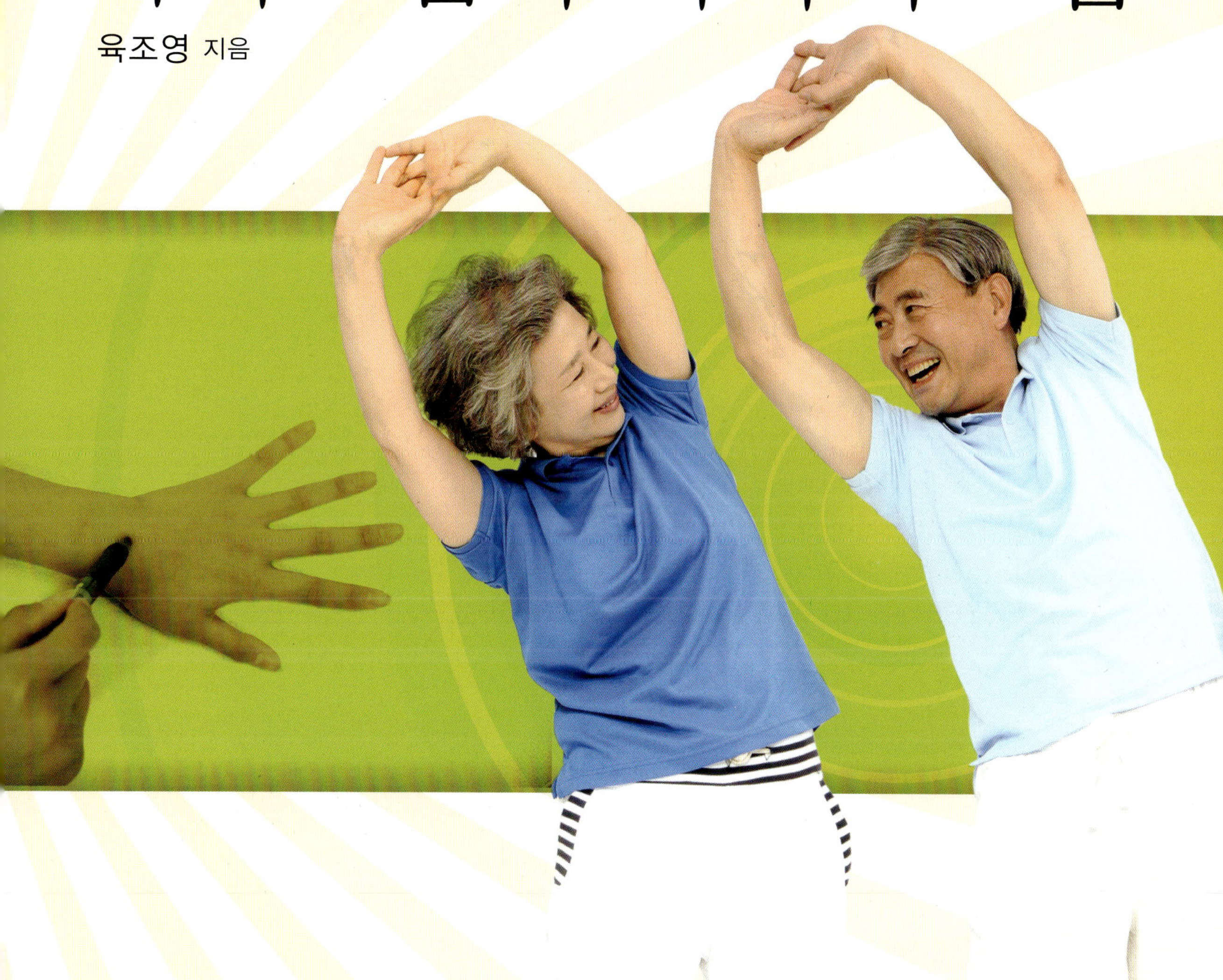

글누림

머리말

어떤 무용가는 야식을 '신체에 대한 폭력'이라고 말한 적도 있지만, 먹는 것의 질과 양을 잘 따지는 것이 건강의 지름길이라는 사실만큼은 분명하다.

중년 이후 찾아드는 습관성 질환의 대표격인 간 질환은 평소 무분별한 음주습관을 멀리하고 과로하지 않는 생활 습관을 유지하는 데서 예방이 가능하지만, 그렇게만 살 수 없는 것이 오늘날의 삶이다. 흔히 의식주에서 '식', 곧 먹는 것은 다른 것과는 비교되지 않게 건강한 삶의 척도가 된다. '과하면 모자라는 것만 못하다'는 뜻인 '과유불급(過猶不及)'의 원리는 먹는 습관과 꼭 맞아떨어진다. 술과 음식이 과하면 신체는 그걸 소화하고 배출하는 노역을 겪기 때문이다. 적게 먹어도 탈 많이 먹어도 탈이지만, 중년을 넘어서면 인체의 신진대사력이 떨어지면서 주로 많이 먹는 것 때문에 탈이 생긴다.

흔히 '간'은 인체에 있는 화학공장에 비견된다. 우리가 먹는 음식물을 분해하고 독소를 해독, 배설하는 제반과정을 간이 담당하기 때문이다. 이처럼 중요한 장기인 '간'은 '침묵의 장기'로 일컬어진다. 어지간한 질병에도 별다른 증상을 보이지 않는 때문이다.

간 질환은 인체의 면역 구조상 '고무줄'에 자주 비유된다. 독소의 해독과 배출에 이르는 핵심 기능이 알코올과 같은 독성물질이 과도하게 지속적으로 유입되더라도 일정하게 작용하며 탄성을 유지하지만 정도를 넘어서는 상황이 지속될 경우, 늘어난 고무줄이 본래대로 줄어들지 못하는 것과 마찬가지로 독소물질의 해독과 배출작용을 더 이상 감당할 수 없게 된다. 고무줄이 늘어난 상태처럼 간의 해독작용이 한계를 넘어서면 해독과 독소 배출작용은 크게 줄어들거나 정지하는 상태에 이르러 회복불능에 빠지게 된다.

간 질환의 증상은 대부분 다음과 같은 신체 상태가 될 때이다. 몸이 나른하거나 피로감을 자주 느낄 때, 식욕이 없어지고 음식 냄새를 맡아도 구역질을 할 때, 헛배가 부르고 속이 거북할 때, 눈이 쉽게 피로하고 피부와 눈 흰자위가 노랗게 될 때, 대변의 색깔이 희고 소변이 진한 갈색일 때, 몸에 붉은 반점이 생길 때, 피부가 가려울 때, 얼굴빛이 검어지고 윤기가 없을 때, 남성이면서 젖가슴 부위와 유두가 부풀어 오를 경우가 바로 간 질환의 대표적인 증상이다.

간 질환으로는 바이러스성 간염이 대부분이지만 간혹 약물이나 독성물질로 인해 생기는 급성 간염과 B형, C형 간염바이러스성 및 알코올성 만성 간염, 지방간, 간경화, 간암 등이 있다. 한방에서는 간 질환 역시 '울기(鬱氣-기가 막혀 있는 상태)'의 습관성 질환으로 보는 경향이 강하다. 병세가 위중하지 않다면 식이요법을 통해 질환의 제반 증상을 완화시킬 수 있다. 그런 이유에서 식이요법은 자주 의료행위의 보조적인 수단으로 활용된다. 마찬가지로 울기를 풀어내는 보조적인 수단으로 마사지요법이 병행된다.

이 책은 외과적 시술을 수행한다고 해도 삶의 질을 저하시키지 않는 보조수단으로 식이요법과 마사지요법이 활용될 수 있다는 전제에서 출발하고 있다. 요컨대 간 질환자의 정신적 안정과 신체적 밸런스를 맞출 뿐만 아니라 저항력을 높이는 효과적인 수단이 될 수 있다는 한방의 의학적 측면을 고려했다.

간 질환자의 식이요법은 주변에서 쉽게 구할 수 있는 약용식물로 맞춤식단을 꾸릴 수 있도록, 해당 식물의 약리작용과 환자에게 적합한 조리법을 제시하는 한편(1장), 전문가가 금지하는 음식도 제시함으로써 질환의 악화를 예방하는 밑그림을 그려 놓았다(2장), 더 나아가 이 책에서는 간 질환을 개선하는 약재를 효과적으로 습용할 수 있도록 비교적 효과적인 약재류에 대한 이해의 폭을 넓혔을 뿐만 아니라(3장), 간을 보호하는 9대 영양소(4장)와 그에 따른 보양식 요리법도 제시하였다(5장). 이 책 마지막 6장에서는 간 질환자에게 요긴한 필수적인 마사지요법을 안내하고 있다. 이 마사지요법은 간 질환의 예방만이 아니라 간 질환자들이 평소 느끼는 피로감과 숙취, 심리적 안정과 비만, 과도한 식욕, 변비와 권태감 등을 감소시킬 수 있게 해줌으로써 질환자들의 삶의 질을 높이는 효과적인 수단이다.

이 책을 접한 이들이 간 질환에 대한 경각심을 갖고 있는 경우가 대부분일 것이다. 필자는 한의학적 지식을 갖춘 마사지 전문가이다. 필자는 식이요법과 마사지요법으로 간 질환을 예방하거나 증상을 완화시키는 보조적인 수단으로써 효율성을 잘 알고 있다. 이 책에서 소개하는 바를 잘 이해하고 올바른 식습관으로 스스로 교정하는 한편, 이로운 음식과 해로운 음식을 분별하고, 약재들을 잘 살펴 효과에 걸맞는 것들을 잘 가려 먹으면 증상을 개선하고 삶의 질을 개선할 수 있을 것이다. 나아가 위중하지만 않다면, 마사지요법을 통해 질환의 증상을 완화시켜 인체의 해독, 배출 작용을 원활하게 만들어 질병 예방과 치유에 한걸음 다가설 수 있다고 믿어 의심치 않는다.

독자 여러분의 많은 관심과 질정(叱正)을 부탁드린다.

2015년 7월
육조영 삼가 씀.

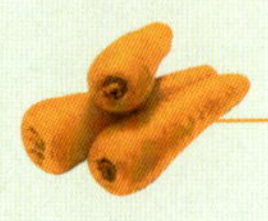

머리말 | 04

Section 1   전문가가 권하는 간 질환 개선 음식

간 질환자의 맞춤 식단 · 12

01 동과 · 13

02 마 · 14

03 토마토 · 15

04 당근 · 16

05 호박 · 17

06 아스파라거스 · 18

07 연근(연뿌리) · 20

08 배추 · 21

09 배 · 22

10 수박 · 23

11 산사 · 24

12 키위 · 26

13 멥쌀 · 27

14 팥 · 28

15 율무 · 29

16 콩 · 30

17 검은 목이버섯 · 32

18 표고버섯 · 33

19 잉어 · 34

20 붕어 · 35

21 대합 · 36

22 다시마 · 38

23 돼지피 · 39

24 토끼고기 · 40

25 오리고기 · 42

26 닭고기 · 43

27 꿀 · 44

Section 2 전문가가 경고하는 금기 음식

간 질환을 악화시키는 유해물질 • 48

01 죽순 • 49
02 오리알 • 49
03 검은 목이버섯 • 50
04 부추 • 51
05 돼지비계 • 51
06 마늘 • 52
07 양고기 • 53
08 거위알 • 54
09 청색 토마토 • 54
10 생강 • 55
11 신선한 원추리 • 56
12 장아찌 • 56
13 맥주 • 57
14 정어리 • 58

Section 3 전문가가 권하는 간 질환 개선 약재

간 질환자에게 이로운 약재 • 62

01 인진 • 63
02 고삼 • 64
03 작약 • 65
04 호장 • 66
05 인삼 • 67
06 삼칠 • 68
07 민들레 • 69
08 복령 • 70
09 감초 • 71
10 동충하초 • 72
11 단삼 • 73
12 시호 • 74
13 백출 • 75
14 당귀 • 76
15 영지버섯 • 77
16 별갑(자라) • 78
17 구기자 • 79
18 국화 • 80
19 백화사설초 • 81

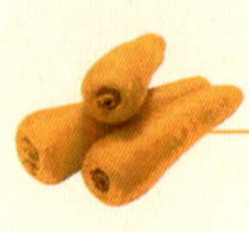

Section 4   간을 보호하는 9가지 영양소

비타민의 간 보양 원리 • 86

01 비타민B군 • 87

02 비타민C • 88

03 단백질 • 89

04 타우린 • 90

05 식이섬유 • 91

06 셀렌 • 92

07 비오틴 • 93

08 레시틴 • 94

09 키틴 • 95

Section 5   전문가가 추천하는 간 보양 요리

간 질환자의 다섯 가지 음식 섭취 법칙 • 98

01 팽이버섯과 목이버섯 볶음 • 99

02 고과 연뿌리 볶음 • 99

03 신선한 버섯 동과 조림 • 100

04 율무 백합죽 • 100

05 아스파라거스 다시마 무침 • 101

06 다시마 삼사 • 102

07 녹두호박 수프 • 102

08 물고기 수프 • 103

09 콩 다시마 탕 • 103

10 연밥 대추 돼지피 탕 • 104

11 호박죽 • 105

12 옥수수가루죽 • 105

13 고과 춘장 볶음 • 106

14 표고버섯 메밀면 • 106

Section 6 간 질환자를 위한 필수 마사지 요법

인체의 경혈 • 110

마사지할 때 응급처치법 • 126

간 질환자에게 꼭 필요한 마사지 요법 • 127

01 간 질환으로 인한 변비 • 127

02 만성간염 • 128

03 간 질환자의 심리 안정 • 129

04 간 질환으로 인한 식욕부진 • 129

05 간 질환으로 인한 비만, 식욕과다 • 130

06 간 질환으로 인한 숙취 • 132

07 손 마사지 자가치료 • 133

08 만성간염 • 136

09 간 질환으로 인한 변비 • 137

10 간 질환으로 인한 전신권태 • 138

11 발 마사지 자가요법 • 139

12 지방간 • 140

두면부 치료 마사지 • 142

01 만성간염 • 142

02 간 질환으로 인한 숙취 • 143

03 간 질환으로 인한 전신권태 • 145

마사지의 인체 효과 • 148

참고문헌 • 158

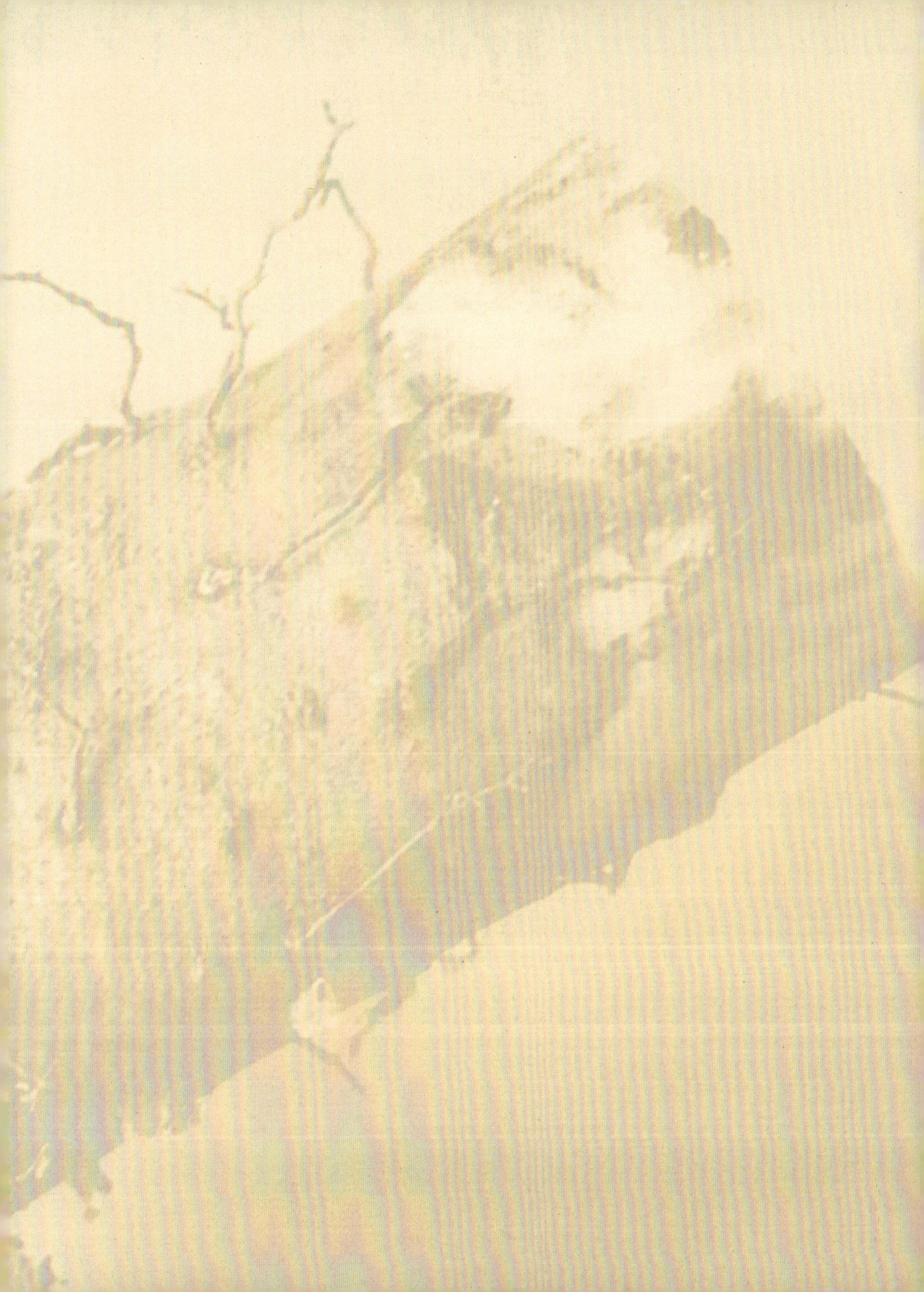

Section

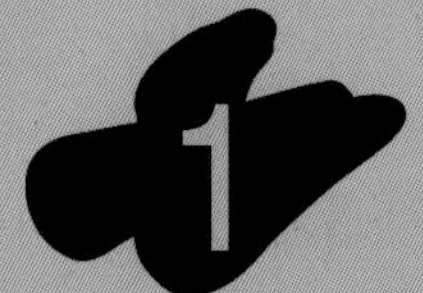

전문가가 권하는
간 질환 개선 음식

간 질환자의 맞춤 식단

간 질환자의 음식은 반드시 맞춤식 식단으로 꾸려야 한다. 맞춤식 식단이란 매일 적당한 음식을 적당량 먹어야 한다는 뜻이다. 질환의 완화에 도움이 되지 않는 음식은 절대로 먹지 않고 음식을 절제하며 먹어야 한다. 예를 들어 열을 초래하는 음식을 많이 먹으면 상초열을 일으켜 인후가 붓고 아프며 목소리가 쉬는 등의 증상이 나타난다. 또한 차고 냉한 음식을 많이 먹으면 사지가 얼음처럼 차가워지고 복통, 설사 등의 증상을 초래하게 된다.

간 질환자에게 적절한 식습관은 다음과 같다.

▶ **폭음, 폭식을 하지 말아야 한다** 폭음, 폭식은 간 질환자들에게 본래 약한 간장에 부담을 더해준다. 왜냐하면 간은 인체를 도와 나머지의 정상 범위를 초과한 음식을 대사해야 하기에 간 질환자들의 건강에 절대적으로 불리한 것이다.

▶ **마시는 물의 양은 적당히 늘려야 한다** 간 질환자는 마시는 물을 증가시켜 걸쭉한 피를 희석하여 신진대사를 촉진시키고 체내의 독소의 배출을 가속화한다.

▶ **저녁 식사가 너무 늦어지면 안 된다** 너무 늦게 식사를 하게 되면 비만을 일으킬 뿐만 아니라 간 질환자들의 간에 별도의 부담을 준다. 특히 지방간 환자들에게 불리하다.

▶ **채소와 과일을 많이 먹어야 한다** 채소와 과일에는 대량의 비타민과 광물질이 함유되어 있는데 이런 원소들은 간 질환자들에게 좋은 점이 많다. 때문에 매일 적당히 채소와 과일을 섭취하면 간 질환자들에게 좋고 특히 회복 중에 있는 간 질환자들에게 효과가 더 좋다.

01 동과

▶ **유효성분** 칼슘, 인, 철, 카로틴, 비타민B1, 비타민C, 단백질, 당류, 식이섬유, 니코틴산

• **보양원리** 동과는 간 질환자들이 필요로 하는 여러 가지 영양 성분을 보충할 수 있으며 또 여러 가지 기능을 가지고 있다. 급성간염의 습열내온형 환자에게는 습열을 제거하고 황달을 해소하는 작용을 한다. 간염후기, 간경화, 간복수로 발전한 환자들에게는 이뇨와 부종 해소 기능을 한다.

실험이 증명하다시피 매일 동과를 식용하면 급, 만성간염의 회복에 아주 도움이 크다. 매일 한 사발의 동과 껍질로 끓인 탕을 마시면 회복효과는 더욱 좋다.

• **기타효능** 청열해독, 위를 보양하고 진액을 만들며 지방을 해소하여 다이어트에 도움이 되며 혈압을 낮추고 불안을 해소하고 갈증을 해소하며 습열을 해소한다.

• **조리 섭취 시 유의사항**

▶ 동과와 잉어를 함께 탕을 끓여 식용하면 간경화, 간복수 환자들에게 아주 좋은 보조 작용을 한다. 하지만 요리할 때 소금은 첨가하지 말아야 한다. 소금을 첨가하면 식이요법의 효과에 영향을 주게 된다.

▶ 동과 껍질, 팥, 율무쌀을 각각 30g씩 같이 끓여 식용하면 간경화, 간복수 환자들의 부종 해소에 좋다.

▶ 동과는 성질이 차므로 여름에 식용하기 좋은 식품이다. 검은 목이버

섯과 함께 식용하면 좋다.

▶ 비위가 차고 약하며 신장이 약한 사람은 동과를 많이 먹으면 안 된다.

▶ 오래 앓았거나 유정, 양기가 약하며 사지가 찬 사람은 동과를 먹지 않아야 한다.

▶ 동과는 성질이 차기 때문에 반드시 익혀 먹어야 한다.

02 마

▶ **유효성분** 요오드, 인, 칼슘, 사포닌, 점액질, 콜린, 요소, 아르기닌, 전분효소, 비타민C

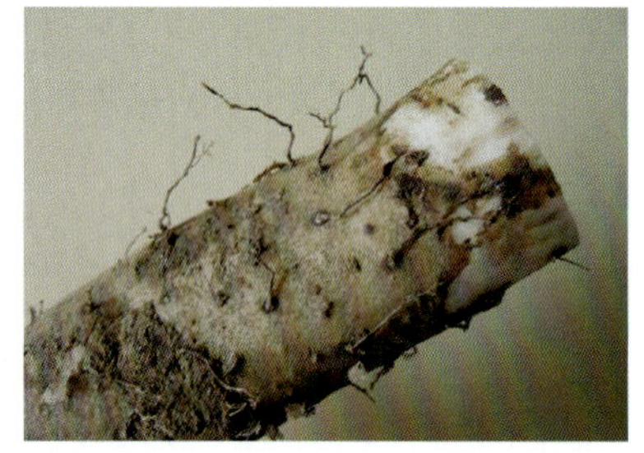

• **보양원리** 임상 실험이 증명하다시피 마와 면역력을 증진시키는 약물을 배합하여 사용하면 꽤 좋은 협동작용이 있다. 만성간염 치료에 매우 효과가 있다. 동시에 마는 면역능력을 높이고 간세포의 재생을 촉진시키며 B형간염 바이러스 증식을 제어하는 효과가 있다.

중의약학 연구가 보여주다시피 마, 당귀, 백출, 당삼을 재료로 한 처방을 만들어 만성 B형간염을 치료하면 효과를 볼 수 있다.

• **기타효능** 비장을 건강하게 하고 폐를 보양하며 신장을 튼튼하게 한다. 정력에 도움이 되며 혈압을 안정시키고 체중을 유지하며 암을 방지한다. 항암 작용을 하며 아테롬성 동맥경화를 예방하고 독소를 배출하며 혈액순환을 촉진시키고 혈당을 낮춘다.

- **조리 섭취 시 유의사항**

▶ 마는 껍질을 벗겨 식용해야 한다. 그렇지 않으면 아리거나 찔리는 감이 있어 맛이 이상해진다.

▶ 방금 껍질을 바른 마는 표면이 옥같이 새하얗다. 그러나 쉽게 산화되어 검게 된다. 껍질을 바른 뒤 식초 물에 담그면 검게 변하는 것을 방지할 수 있다.

▶ 마, 대추, 멥쌀을 같이 끓여 죽을 쑤어 먹으면 만성간염과 간경화를 지연시킬 수 있다. 비위가 약하고 설사하며 멍해하는 증상으로 인한 불편을 해소하여 비장을 튼튼히 하고 설사를 멎게 하는 작용을 한다.

▶ 마만 먹으면 변이 매끄럽지 않으므로 대변이 건조한 사람은 식용하지 말아야 한다.

▶ 마는 으깨어 섭취하면 인체에 쉽게 흡수된다.

03 토마토

▶ **유효성분** 카로틴, 리코펜, 비타민 A, 비타민C, 비타민E, 단백질, 엽산, 식이섬유, 니코틴산, 칼슘, 인, 칼륨, 나트륨, 요오드

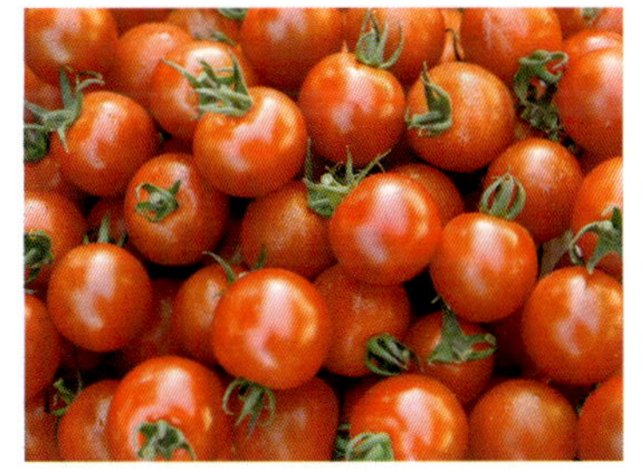

- **보양원리** 간 질환자가 자주 토마토를 먹으면 여러 가지 비타민과 광물질을 보충할 수 있으며 간세포의 보수와 응혈인자를 보충하고 동시에 효과적으로 간세포를 보호한다.

　간 질환자는 자주 식욕부진 현상을 보이는데, 이때 토마토를 먹으면

소화액 분비를 촉진시켜 간 질환자의 식욕부진을 개선한다. 토마토에 함유된 리코펜, 카로틴은 항암 작용이 있으므로 간암의 예방과 치료에 사용할 수 있다.

· **기타효능** 위를 건강히 하고 소화를 도우며 진액을 만들고 갈증을 해소한다. 장을 매끄럽게 하여 변이 잘 통하게 하고 청열해독 작용을 하며 혈압과 혈액지질을 낮추고 이뇨와 나트륨 배출에 도움이 되며 항응혈 작용을 하고 혈전을 예방하며 노화를 지연시킨다.

· **조리 섭취 시 유의사항**

▶ 토마토에는 토마틴이라는 물질이 있는데 이 물질은 유해 물질이다. 요리할 때 식초를 약간 넣게 되면 효과적으로 토마틴을 파괴하여 토마토의 독성을 해소시킨다.

▶ 토마토를 가능한 날것으로 먹지 말아야 한다. 비위가 약하고 찬 사람과 월경기 여성은 토마토를 먹지 말아야 한다. 토마토는 공복에 먹어도 좋지 않다. 이는 토마토에 함유된 토마틴이 위산과 결합하여 용해되지 않는 덩어리 상태의 물질을 만들어 배를 붓게 하거나 복통을 일으키기 때문이다.

▶ 급성 장염, 이질과 궤양이 있는 환자는 토마토를 먹지 말아야 한다.

04 당근

▶ **유효성분** 카로틴, β-카로틴, 식이 섬유, 엽산, 비타민A, 비타민B1, 비타민B2, 안토시아닌, 칼슘, 철, 칼륨

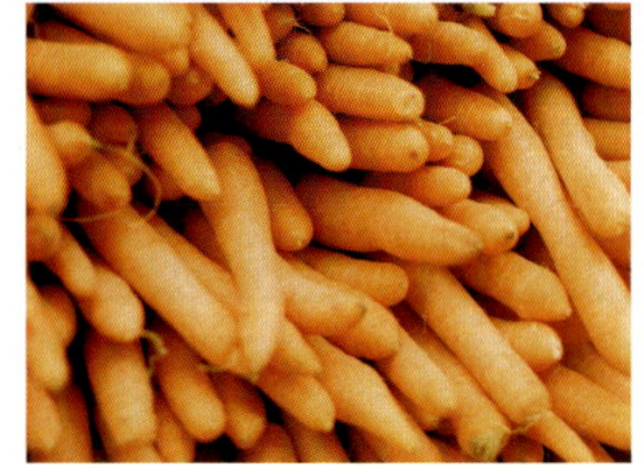

· **보양원리** 임상 실험이 증명하다시

피 매일 일정량의 카로틴을 섭취하면 일정 기간이 지난 뒤 체내의 백혈구 총수가 뚜렷하게 증가한다. 때문에 카로틴은 B형간염 바이러스 감염자에게는 아주 좋은 식이요법의 수단이 된다. 카로틴은 또한 일종의 항산화제이다. 혈액 중의 슈퍼옥사이드 디스뮤테이스를 도와 혈액 중의 인체 세포에 해로운 유해 산소를 제거하고 암을 유발하는 물질이 세포와 결합하는 것을 저지하며 효과적으로 종양의 성장을 방지하여 간암 환자에게 아주 좋은 보건 작용을 한다.

- **기타효능** 위장 운동을 촉진시키고 골격의 성장을 촉진시킨다. 면역력을 강화시키고 혈당을 낮추며 통변 항암 작용을 하며 상피조직 세포의 재생을 유지하며 호흡기 감염을 방지, 치료한다. 또한 시력을 보호하고 야맹증을 치료하며 안구건조증을 예방, 치료한다.

- **조리 섭취 시 유의사항** 카로틴은 항산화 물질을 풍부하게 함유하고 있다. 삶은 당근이 함유한 항산화 물질은 익히지 않은 것의 3배나 되므로 당근은 익혀 먹는 것이 더 좋다.

당근과 함께 술을 마시면 건강에 좋지 않다. 이는 카로틴과 알코올이 함께 인체에 들어가면 간에서 독소를 만들기 때문이다. 때문에 '당근에 술을 곁들여 마시는 습관'은 반드시 고쳐야 한다. 특히 당근즙을 마신 뒤 바로 음주를 하면 안 된다.

05 호박

▶ **유효성분** 카로틴, 비타민B2, 니코틴산, 비타민C, 아르기닌, 단백질, 식이섬유, 칼슘, 인, 철, 포도당, 마니톨, 펜도산, 펙틴

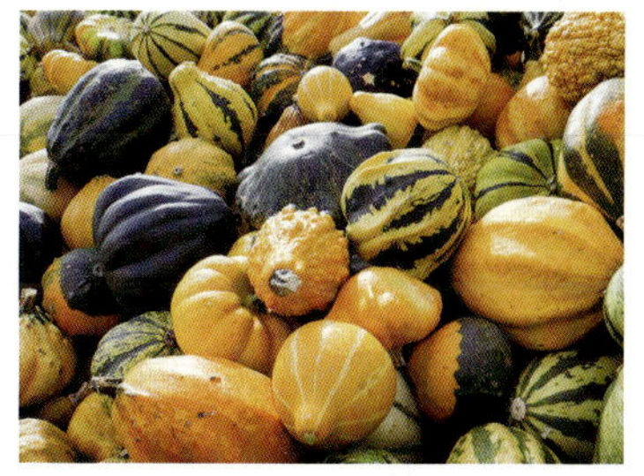

- **보양원리** 호박은 전형적인 고칼슘, 고칼륨, 저나트륨 식재료이다. 호박이 함유하고 있는 풍부한 다당은 일종의 비특이성 면역 증강제이다. 유기체의 면역능력을 높이며 효과적으로 간장의 병리적 변화를 예방한다. 간 질환자는 병에 걸린 상태에서 자주 비위기능실조 증상을 나타낸다. 중의학에서는 비장을 후천적인 근본이 되며 변화를 낳는 원천으로서 피의 운행을 책임지는 기관으로 본다. 비장이 약하면 건강하게 피가 운행될 수 없다. 호박이 함유한 펙틴은 위장 점막을 보호하여 거친 음식의 자극을 피하여 간을 보호한다. 때문에 간병 환자가 호박을 자주 섭취하면 비장을 건강하게 하는 효과를 볼 수 있다.

- **기타효능** 해독, 위점막을 보호하고 소화를 도우며 혈당을 낮추고 항암 작용을 한다. 또한 성장 발육을 촉진시키고 임신부종을 예방, 치료하고 혈압을 낮춘다.

- **조리 섭취 시 유의사항**

  ▶ 무좀, 황달 환자는 호박을 먹지 말아야 한다.

  ▶ 호박은 성질이 따뜻하므로 위 열이 많은 사람은 적게 먹어야 한다.

  ▶ 호박은 양고기와 함께 먹으면 안 된다.

  ▶ 호박이 함유한 성분이 담즙의 분비를 촉진시키며 위장의 연동을 강화하고 음식의 소화를 돕는다. 호박은 비장을 건강히 하고 위를 보양하는 좋은 기능을 가지고 있는데 비장, 위, 간 기능이 약한 사람이 식용하기에 적합하다.

06 아스파라거스

▶ **유효성분** 식이섬유, 비타민A, 비타민B군, 비타민C, 셀렌, 몰리브덴, 마그네슘, 단백질, 여러 가지 아미노산, 탄수화합물

- **보양원리** 간 기능이 비정상적이고 간경화인 환자가 아스파라거스를 자주 먹으면 좋다. 예를 들어 신선한 아스파라거스즙, 냉채무침 혹은 아스파라거스 뿌리를 물에 끓여 차 대신 마시는 것을 3개월 동안 지속하면 지방간을 예방, 치료하는 효과를 볼 수 있다. 아스파라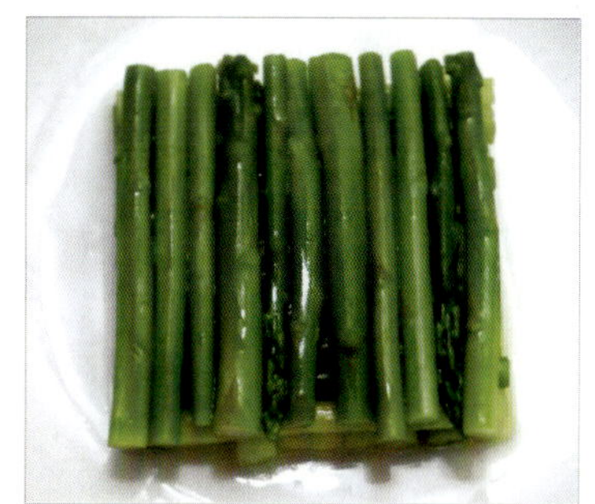거스는 간 질환자들의 식이요법에 최적의 영양식품 중 하나이다. 임상실험에서는 아스파라거스가 피로를 경감시키고 식욕을 증진시키며 단백질대사를 조절하고 비만을 해소하는 기능이 뛰어난 것으로 밝혀졌다. 또한 아스파라거스는 간병, 지방간, 심혈관질환 등 환자들에게도 효과가 있다.

- **기타효능** 소화를 돕고, 심장병을 예방하며 혈압을 낮추고 신장을 보양하며 이뇨작용을 한다.

- **조리 섭취 시 유의사항**

  ▶ 아스파라거스에 함유된 엽산은 쉽게 파괴되니, 고온으로 요리하는 것을 피해야 하며 최적의 요리 방법은 전자레인지로 익히는 것이다.

  ▶ 아스파라거스로 종양을 치료할 때에는 지속적으로 복용해야 증상을 완화시키는 효과를 얻을 수 있다.

  ▶ 아스파라거스는 날것으로 먹어서는 안 된다. 배가 붓고 설사 같은 증상을 일으킬 수 있다.

  ▶ 아스파라거스에 함유되어 있는 미량의 푸린은 건강에 큰 영향을 주지는 않지만 통풍 환자는 많이 먹으면 안 된다.

07 연근(연뿌리)

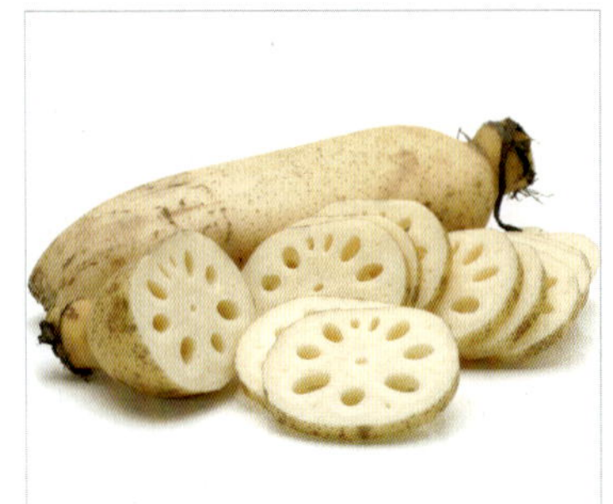

▶ **유효성분** 식이섬유, 점액단백, 플라보노이드, 레시틴, 비타민B1, 비타민C, 칼슘

- **보양원리** 연근은 풍부한 전분, 단백질, 비타민C 등 영양 성분을 함유하고 있다. 간 질환자가 소화기 출혈 혹은 피하출혈, 치아 출혈 등 출혈증상이 있을 때 연근을 먹으면 지혈 작용을 한다. 연근 가루로 단 수프를 만들어 정식 또는 부식으로 먹으면 비장을 건강하게 하고 식욕을 돋우는 작용을 한다. 간 기능 저하, 식욕부진 등 환자들에게 좋은 건강식품이다.

- **기타효능** 연근은 위를 튼튼히 하여 위액의 분비를 촉진시키며 불안과 갈증을 해소한다. 또한 이뇨통변작용을 하며 청열해독, 혈액지질을 낮추며 혈압을 낮추어준다. 또한 연근은 감기를 예방하며 미용, 항암, 아테롬성 동맥경화를 예방하고 혈당을 제어한다.

- **조리 섭취 시 유의사항**

  ▶ 임신 중인 여성은 연근을 먹지 말아야 한다.

  ▶ 연근을 날것으로 먹으면 사각사각하고 상큼하다. 그러나 비위에는 좋지 않다. 비위가 허약하고 대변이 무른 사람은 연근을 날것으로 먹지 말아야 한다.

  ▶ 연근을 살 때 가능한 마디가 짧고 길이가 굵고 원주형이며 표면에 광택이 나고 유백색을 띠며 구멍이 작고 구멍에 흙이 없는 것을 골라야 한다. 이러한 연근이 보기에도 좋을 뿐만 아니라 영양가치도

높다.

▶ 연근에는 탄닌산이 함유되어 있다. 신선한 연근은 즙을 만들어 마시면 위장염과 궤양 등 증상을 완화시킬 수 있다.

08 배추

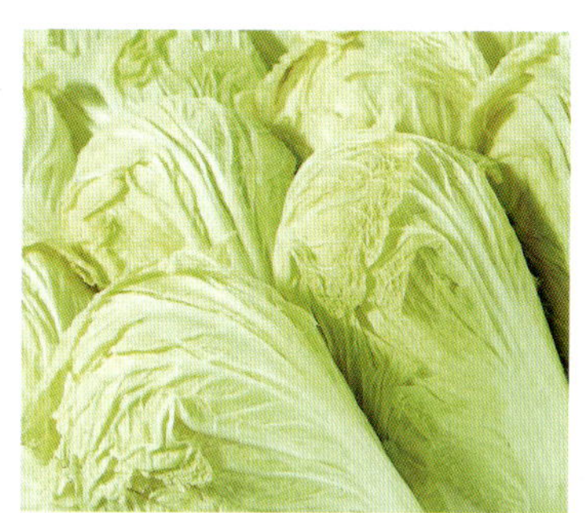

▶ **유효성분** 비타민B1, 비타민B2, 비타민C, 니코틴산, 카로틴, 칼슘, 인, 철, 단백질, 식이섬유

- **보양원리** 다수의 간병 환자들의 간세포는 건강한 사람들에 비해 쉽게 성질이 변하거나 괴사하는 등 증상이 나타난다. 간 질환의 증세가 심할수록 간세포의 저항력은 더욱 낮아지고 변성과 괴사의 증상도 더 심해져 간 기능 퇴화의 속도가 빨라진다. 배추에 함유되어 있는 풍부한 비타민, 미량원소 등은 간세포를 복구하고 재생시키는 효능이 있어 간 기능 회복에 도움이 된다. 때문에 간 질환자는 평소 식사 중에 배추를 많이 먹어야 한다.

- **기타효능** 배추는 불안과 갈증을 해소하고 청열해독한다. 또한 감기를 예방하고 위를 튼튼하게 하여 위액의 분비를 촉진시키며 이뇨통변작용을 한다.

- **조리 섭취 시 유의사항**

  ▶ 변비, 신장 질환자는 배추를 많이 먹어야 한다. 여성도 많이 먹어야 한다.

  ▶ 배추는 성질이 찬 식재료이다. 따라서 위가 차고 복통이 있으며 대

변이 무르며 이질이 있는 사람은 배추를 먹지 말아야 한다.

▶ 배추에는 소량의 초산염이 있다. 배추가 변질되거나 썩으면 세균의 작용으로 인체에 유독한 물질이 생겨나, 이 때문에 심한 식중독을 초래할 수 있다. 썩은 배추를 먹으면 머리가 어지럽거나 두통, 메스껍고 심장박동이 빨라지고 심한 경우 정신을 잃거나 생명이 위험해질 수도 있다.

▶ 배추는 가능한 채를 썰어서 조리하는 것이 좋다. 이렇게 조리하면 더 빨리 익고 먹기에도 편하다.

09 배

▶ **유효성분** 비타민B군, 비타민A, 비타민C, 비타민D, 비타민E, 단백질, 칼슘, 칼륨, 인, 철, 니코틴산

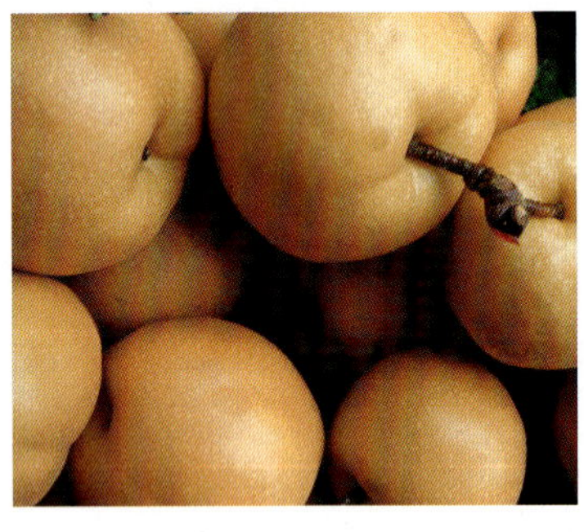

- **보양원리** 배에는 풍부한 당분과 여러 가지 비타민이 함유되어 있다. 또한 배에는 간을 보호하고 소화를 돕는 작용이 있다. 때문에 배는 간염, 간경화 환자의 보조 식이요법에 적합한 식품이라 할 수 있다.

- **기타효능** 배는 심장을 보호하고 피로를 경감시키며 심근의 활력을 강화하고 혈압을 낮추며 가래와 기침을 해소하고 인후를 보양한다. 또한 배는 식욕을 증진시키고, 머리가 어지럽고 눈앞이 캄캄한 증상을 개선하고, 아테롬성 동맥경화를 예방, 치료한다. 배는 또한 항암 작용을 하며 대변을 순조롭게 하고 마음을 안정시키고 폐를 윤활하게 하

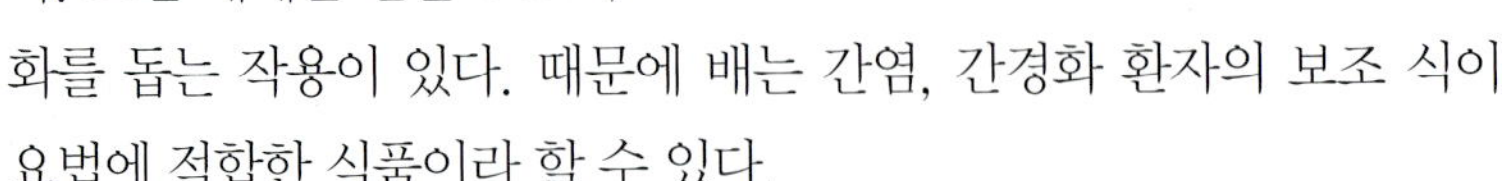

며 불안을 해소하고 이뇨작용이 있으며 청열해독하는 작용을 한다.

· **조리 섭취 시 유의사항**

▶ 배를 식용하는 방법은 아주 많다. 날것으로 먹어도 되고 끓여서 배탕을 해서 마셔도 되는데 맛은 매우 좋다.

▶ 배는 많이 먹으면 안 된다. 배를 과식하면 혈당이 높아지고 췌장의 부담이 커진다. 당뇨병 환자는 특히 주의하여야 한다.

▶ **배를 자주 먹으면 좋은 경우**: 간염, 폐결핵, 변비, 만성기관지염, 호흡기 감염, 고혈압, 심장병, 식도암 환자

▶ **배를 먹지 말아야 하는 경우**: 비위가 약하며 설사하고 만성장염이 있는 경우, 가래가 있고 기침이 나는 경우, 감기에 걸리거나 소화불량인 경우, 산후 여성

▶ 배는 염기성 약물과 함께 복용하면 안 된다. 배는 아미노필린, 탄산나트륨 등과 함께 먹으면 안 된다. 배는 또 게와 함께 먹으면 안 된다. 설사를 일으킬 수 있다.

10 수박

▶ **유효성분** 포도당, 사과산, 과당, 리코펜, 비타민A, 비타민C, 탄수화합물, 식이섬유, 단백질

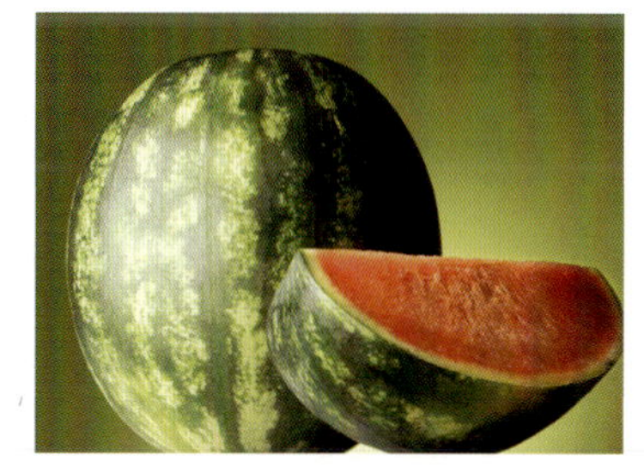

· **보양원리** 수박은 간 질환자가 자주 먹어야 하는 과일 중의 하나이다. 간염을 자연스럽게 치료하기에 좋은 식품이다.

수박에 함유되어 있는 배당체는 혈압을 낮추는 작용을 한다. 따라서

수박은 간 질환이나 고혈압 합병증이 있는 사람들에게 좋다.

- **기타효능** 수박은 열과 더위를 해소하고 불안과 갈증을 해소한다. 수박은 입이 마르고 땀이 많이 나는 증상을 개선한다. 수박은 이뇨작용을 하며 신장염을 예방, 치료하고 혈압을 낮춘다. 또한 수박은 대변이 순조롭게 하며 황달을 치료하고 얼굴을 보호하는 미용 효과도 있다.

- **조리 섭취 시 유의사항**

▶ 수박을 먹은 뒤 껍질을 버리지 말고 깨끗이 씻은 뒤 요리를 해서 먹을 수 있다.

▶ 냉장고에서 방금 꺼낸 수박은 잠깐 그대로 두었다가 먹는 것이 좋다. 수박은 너무 차게 먹으면 몸에 좋지 않다.

▶ 고혈압 환자, 급만성신염 환자, 담낭염 환자, 고열이 내리지 않는 환자는 수박을 많이 먹으면 좋다. 당뇨병 환자는 수박을 적게 먹어야 한다. 수박을 꼭 먹고 싶으면 두 끼니 사이에 먹으면 좋다. 비위가 약하거나 습하며 설사가 있는 사람은 수박을 먹지 말아야 한다.

▶ 수박을 먹는 방법은 여러 가지이다. 날것으로 먹어도 되고 즙을 만들어 먹어도 된다. 또한 수박은 탕이나 찐득찐득한 내복약 상태로 만들어 먹을 수도 있다.

▶ 수박은 변질되면 먹지 말아야 한다. 또한 수박은 양고기와 함께 먹지 말아야 한다.

▶ 수박은 여름 과일이므로 겨울에는 많이 먹지 말아야 한다. 계절의 규율에 따라야 한다.

11 산사

▶ **유효성분** 비타민C, 산사산류, 타르타르산, 레몬산, 사과산, 플라보노이드, 당류, 단백질, 칼슘, 인, 철, 지방분해 효소, 과산류 물질, 케르세틴

- **보양원리** 산사에는 여러 가지 과산 물질이 함유되어 있다. 산사는 지방이 혈관벽에 침적되는 것을 효과적으로 낮춘다. 때문에 지방간 환자들에게 아주 좋다. 산사와 구기자, 결명자, 인진 등과 함께 끓여 차 대신 마시면 간을 보호하고 혈액 지질을 낮추는 효과가 더욱 크다.

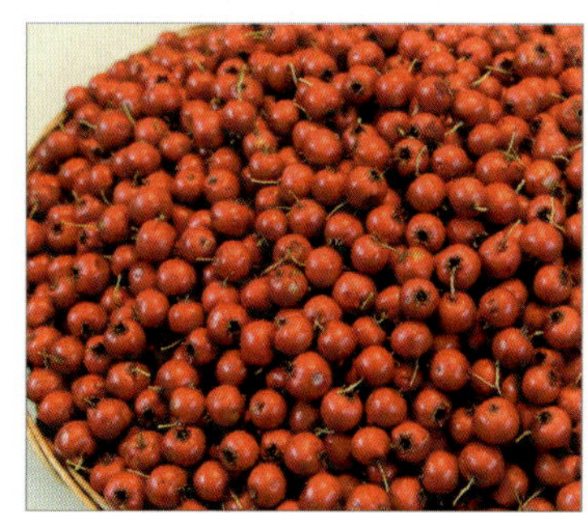

- **기타효능** 산사는 혈액순환을 원활하게 하고 어혈을 풀어준다. 또한 산사는 소화를 돕고 혈관을 확장시키며 관상동맥의 혈류량을 증가시켜 준다. 산사는 혈압을 낮추며 콜레스테롤을 낮추고 혈관을 깨끗하게 하며 아테롬성 동맥경화를 예방한다.

- **조리 섭취 시 유의사항**

  ▶ 산사를 살 때 과실이 크고 살이 두터우며 선홍색인 것이 좋다.

  ▶ 산사는 많이 먹어서는 안 된다. 산사를 먹은 뒤 제때 양치질을 하여야 하는데, 산사 중의 일부 성분이 치아에 손상을 주기 때문이다.

  ▶ 비위가 허약한 사람은 산사를 먹지 말거나 적게 먹어야 한다.

  ▶ 위산이 많고 소화성궤양, 충치 환자, 자양보건품을 복용하는 기간에는 산사를 식용하지 말아야 한다.

  ▶ 산사는 여러 가지 식재료와 중약재와 배합하여 식용할 수 있다. 산사는 맥아와 조합하면 소화를 돕고 막힌 것을 통하게 한다. 산사를 천궁과 조합하면 막힌 기를 풀어주고 혈액순환을 촉진시킨다. 산사를 백출과 함께 먹으면 비장을 튼튼하게 하고 습기를 없앤다.

12 키위

▶ **유효성분** 포도당, 사과산, 과당, 리코펜, 비타민A, 비타민C, 탄수 비타민C, 당류, 단백질, 유기산, 비타민B1, 유황, 인, 염소, 나트륨, 칼륨, 마그네슘, 칼슘, 철, 카로틴류, 액티니딘, 아미노산

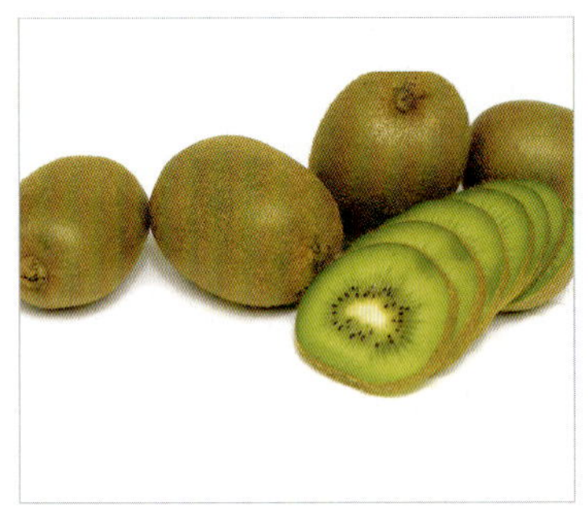

• **보양원리** 키위는 간 손상에 비교
적 뚜렷한 복구와 보호 작용이 있다. 임상응용에서 발견하다시피 간염 환자가 키위즙을 마시고 난 뒤 자각증상과 신체 특징이 모두 개선되었는데 이는 키위의 조직 보호 작용과 관련이 있을 것으로 짐작된다.

• **기타효능** 체내의 열을 내리고 건조한 것을 습윤하게 하고 통변시키며 변비와 치질을 예방한다. 암을 방지하고 항암 작용을 하며, 혈액순환을 가속화시키고 혈전의 형성과 심혈관 질환을 예방한다. 양위를 치료하고 당뇨병을 예방하며 우울증을 개선하고 다이어트와 미용 작용이 있으며 배태신경관기형을 예방하고 면역력을 증강시킨다.

• **조리 섭취 시 유의사항**

▶ 키위를 고를 때 크고 육질이 단단한 것을 골라야 한다.

▶ 키위는 성질이 차다. 따라서 키위를 많이 먹으면 비위를 상하기 쉽고 설사를 하기 쉽다. 비위가 약한 사람은 키위를 먹는 것을 주의하여야 한다.

▶ 유산의 징조가 있거나 월경이 많고 빈뇨증이 있는 사람은 키위를 먹지 말아야 한다.

▶ 키위는 가능하면 우유와 함께 먹지 말아야 한다. 키위에는 비타민C

가 풍부하게 함유되어 있는데 이는 우유 속의 단백질과 결합하면 덩어리를 형성하여 소화흡수에 영향을 줄 뿐만 아니라 배가 붓고 복통, 설사 증상을 초래할 수 있다. 때문에 비타민C를 함유한 키위를 먹은 뒤 바로 우유나 기타 유제품을 먹어서는 안 된다.

13 멥쌀

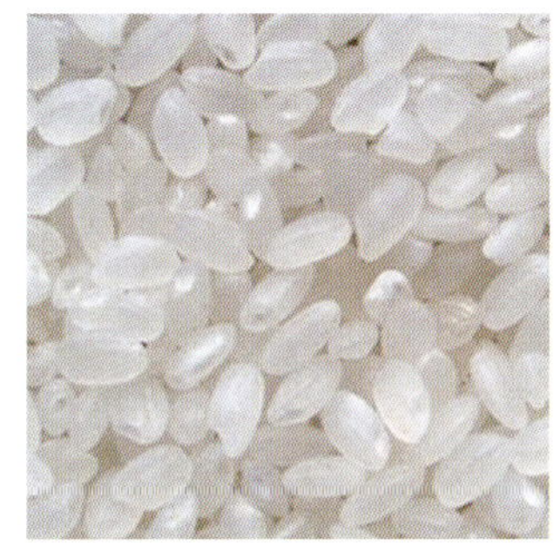

▶ **유효성분** 단백질, 아미노산, 칼슘, 인, 철, 비타민B군, 레몬산, 사과산, 포도당, 과당, 맥아당

• **보양원리** 급성간염과 만성활동성간염 환자는 대다수가 어느 정도의 소화기 증상을 가지고 있다. 식욕감퇴, 배가 붓고 메스꺼우며 토하는 증상이다. 이런 증상은 모두 간 기능이 좋지 못하고 위장 기능이 약하기 때문이다. 급성간염 환자의 음식은 반드시 비타민, 다당, 소화가 잘 되는 담백한 음식 위주로 해야 한다. 예를 들면 주식은 멥쌀, 밀가루 위주로 하는 것이다. 멥쌀의 주요 성분은 다당인데 쉽게 소화되며 간염 환자가 수요하는 에너지를 제공할 뿐만 아니라 여러 가지 영양 성분도 간염 환자의 필수 영양 성분이기에 간의 보양에 좋다.

• **기타효능** 멥쌀은 위장 연동을 촉진시키고 면역능력을 향상시켜 준다. 또한 멥쌀은 혈액순환을 촉진시키고 혈압을 낮추어 주며 당뇨병을 예방하고 무좀을 예방, 치료한다. 멥쌀은 노인반점을 제거하고 변비를 예방하며 콜레스테롤을 낮추고 심장병의 발생 확률을 낮추고 알레르기를 예방하는 작용을 한다.

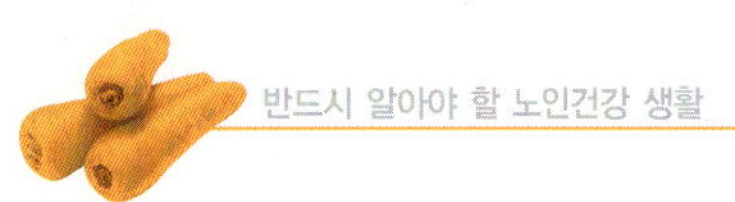

• 조리 섭취 시 유의사항

▶ 질 좋은 멥쌀은 크기가 균일하고 견실하고 포만하며 알이 광택이 나고 완전하다.

▶ 가정에서 쌀을 살 때는 한꺼번에 많이 사지 말아야 한다. 곰팡이가 나기 쉽기 때문이다. 사온 쌀은 덮개가 있는 항아리나 통에 넣어 통풍이 잘 되고 서늘한 곳에 보관해야 한다.

▶ 멥쌀을 식용하려면 절대 끓인 밥을 다시 건져서 찌지 말아야 한다. 끓인 밥을 건져서 다시 찌게 되면 멥쌀에 함유되어 있는 비타민이 모두 손실되기 때문이다.

14 팥

▶ **유효성분** 식이섬유, 단백질, 식물스테롤, 플라보노이드, 카로티노이드, 비타미B군, 비타민E, 칼륨, 칼슘, 철, 인, 아연, 셀렌, 크롬

• 보양원리 팥은 독특한 색깔과 매력적인 맛을 가지고 있다. 팥은 간 질환자의 식욕을 증진시키고 위장의 소화와 흡수를 촉진시킨다. 간염, 간경화, 간복수 환자에게 뚜렷한 부종을 내리는 치료 효과가 있다.

팥은 이뇨, 항균소염, 독소를 제거하는 작용을 한다. 또한 팥은 황달을 해소하고 간 기능을 개선하며 간염을 회복시키는 기능을 한다.

• 기타효능 팥은 혈압을 낮추고 혈액지질을 낮추며 습기를 제거한다. 팥은 부종해소, 해독, 음허를 보양하고 원기를 보한다. 또한 팥은 정

신을 안정시키고 혈액순환을 촉진시키며 혈당을 낮춘다.

- 조리 섭취 시 유의사항

▶ 팥과 붕어, 잉어를 조합해 식용하면 맛이 있다. 이렇게 조리하면 황
달을 해소하는 기능을 강화한다. 급성B형간염으로 인한 황달에도
좋은 치료 효과가 있다.

▶ 팥은 기타 곡물과 혼합하여 식용할 수 있다. 찐빵을 만들어 먹거나
팥밥 혹은 팥죽을 끓여 먹어도 좋은 건강보조식품이다.

▶ 팥은 가물치 혹은 암탉과 함께 먹으면 부종을 내리는 효과가 더욱
크다.

▶ 팥은 이뇨통변작용이 있으므로 오줌이 많은 사람은 삼가야 한다.

▶ 팥과 붉은 콩은 외형이 비슷하다. 붉은 콩을 팥으로 오인하고 복용
하여 중독을 일으키는 경우도 있다. 때문에 팥은 잘 확인한 다음에
식용해야 한다.

15 율무

▶ **유효성분** 당류, 단백질, 불포화지
방산, 비타민A, 비타민B1, 비타민
B2, 아미노산, 식이섬유, β-폴리
덱스트로오스, 인, 칼륨, 칼슘, 마
그네슘

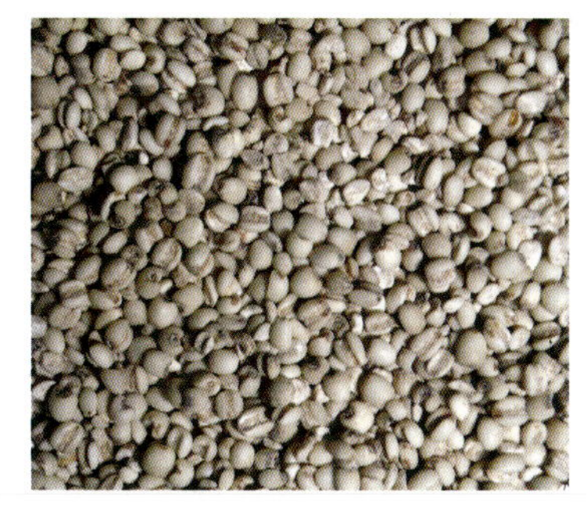

- **보양원리** 만성간염의 발병 메커니
즘은 매우 복잡하다. 우리가 알고
있는 간 질환의 주요 원인은 면역기능실조이다. 세포면역기능저하,
체액면역기능항진, 순환면역복합물 축적, 자신면역반응 등이다.

많은 요소 가운데 면역기능실조는 간세포가 손상되는 직접적인 원인이다. 율무는 면역능력을 향상시키는 작용을 하므로 만성간염 환자에게 아주 적합한 식재료이다. 또한 율무는 간염의 자각증상을 경감시키고 B형간염의 개선에 뚜렷한 효과가 있다.

- **기타효능** 율무는 대사를 촉진시키고 피부를 미백하며 미용과 다이어트 작용도 한다. 또한 율무는 소화를 돕고 부종을 해소하며 인슐린 기능을 강화하고 콜레스테롤을 낮추는 작용도 한다.

- **조리 섭취 시 유의사항**

  ▶ 율무는 푹 삶기가 쉽지 않다. 율무를 죽으로 끓이거나 국으로 끓일 때 먼저 불리거나 더 끓여야 한다. 생 율무를 식용하면 소화불량이 생긴다.

  ▶ 소화 기능이 약한 아동, 체질이 약하고 병에 자주 걸리는 사람, 변비, 오줌이 많으며 임신 초기 여성은 율무를 식용하지 말아야 한다.

  ▶ 성인의 경우, 매일 율무를 식용하는 양이 50~100g이면 건강에 매우 좋다.

16 콩

▶ **유효성분** 당류, 대두단백, 글리신, 아르기닌, 대두 사포닌, 식이섬유, 레시틴, 대두펩티드, 대두스테롤, 이소플라본, 불포화지방산, 칼슘, 셀렌, 마그네슘

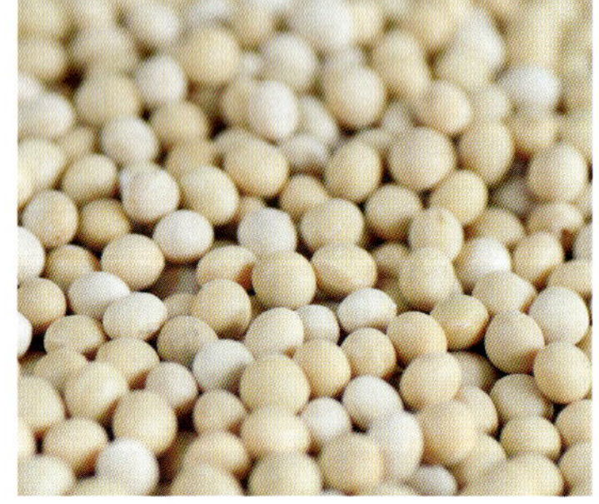

- **보양원리** 콩에는 인체에 필수적인 여러 가지 아미노산이 함유되어

있으며 풍부한 무기염과 레시틴이 함유되어 있다. 이런 영양 성분은 모두 간염 회복에 필수적인 영양물질이다. 최근 연구에서는 레시틴이 인체의 간에 보호 작용도 하는 것을 밝혀냈다.

레시틴은 숙취 해소 작용이 있으며 아주 강한 유화 기능을 가지고 있다. 레시틴은 효과적으로 간세포를 보호하고 간세포의 활성과 재생을 촉진시키며 간 기능을 강화하고 간이 알코올의 침해를 받지 않도록 보호하는 작용을 한다. 또한 레시틴은 효과적으로 알코올성 간경화, 알코올성 지방간 등 증상의 발병률을 낮추는 작용을 한다.

- **기타효능** 혈압을 조절하고 콜레스테롤을 낮추며 뇌세포를 강화하고 골다공증을 개선하며 혈액순환을 촉진시키고 갱년기 증상을 경감시키고 혈당을 낮춘다.

- **조리 섭취 시 유의사항**

  ▶ 철 보충제, 레보도파(Levodopa), 테트라사이클린류 약물, 디오필린 능과 같은 약물을 복용하고 있을 때는 콩을 먹지 말아야 한다.

  ▶ 콩은 날것으로 먹지 말아야 한다. 대두 사포닌, 췌장트립신 제어제 등은 위장의 불편을 일으켜 메스껍거나 구토하는 등 중독 증상이 나타나므로 콩은 반드시 삶아서 먹어야 한다.

17 검은 목이버섯

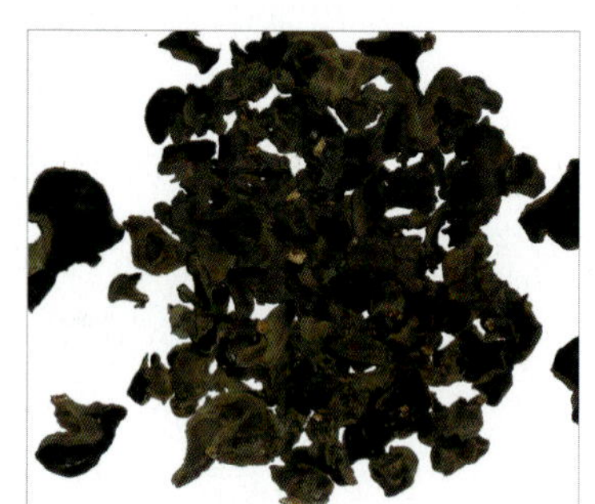

▶ **유효성분** 식이섬유, 레시틴, 다당체, 카로틴, 비타민B2, 니코틴산, 마그네슘, 칼슘, 칼륨

• **보양원리** 검은 목이버섯이 함유하고 있는 레시틴은 면역력을 향상시키고 세포의 노화를 지연시키므로 간장을 보호하는 아주 좋은 작용을 한다. 또한 검은 목이버섯은 항혈소판응집, 혈응고를 낮추는 작용이 있으므로 혈전의 형성을 방지하며 아테롬성 동맥경화의 예방과 치료에 도움이 된다. 또한 세균을 제어하고 항염작용이 있으며 간을 보호하고 혈액지질과 혈당을 낮추는 등의 작용과 암세포 제어작용을 하며 효과적으로 간암의 발생을 예방한다.

• **기타효능** 혈전의 형성을 예방하며 지방을 경감시켜 몸을 가볍게 한다. 미용 기능이 있으며 면역력을 향상시키고, 신결석을 예방, 치료하며 변비를 개선하고 콜레스테롤을 낮추며 혈당을 낮춘다.

• **조리 섭취 시 유의사항**

  ▶ 요리하기 전 검은 목이버섯을 먼저 따뜻한 물에 4시간 이상 불려 유해물질을 제거한다. 불린 뒤 불려지지 않은 부분은 먹지 않는다.

  ▶ 검은 목이버섯에는 식이섬유 등 체내의 독소를 부착하는 성분이 있다. 이 때문에 광산, 금속제련, 방직 등 업종에 종사하는 사람들은 검은 목이버섯을 적당량만 먹어야 한다.

  ▶ 따뜻한 물에 불린 검은 목이버섯은 빛 과민 물질이 피부에 대한 자극을 경감시켜 주고 식용 후에 나타나는 가려움, 통증, 부종 등 현

상을 피할 수 있게 한다.

▶ 검은 목이버섯은 대변을 무르게 한다. 설사가 있는 사람은 검은 목
이버섯을 너무 많이 섭취하면 안 된다.

18 표고버섯

▶ **유효성분** 식이섬유, 비타민A, 핵
산, 니코틴산, 표고버섯다당, 표고
버섯펩티드, 콜린, 티로신, 비타민
B군, 옥시다아제, 칼슘, 마그네슘,
아연, 셀렌

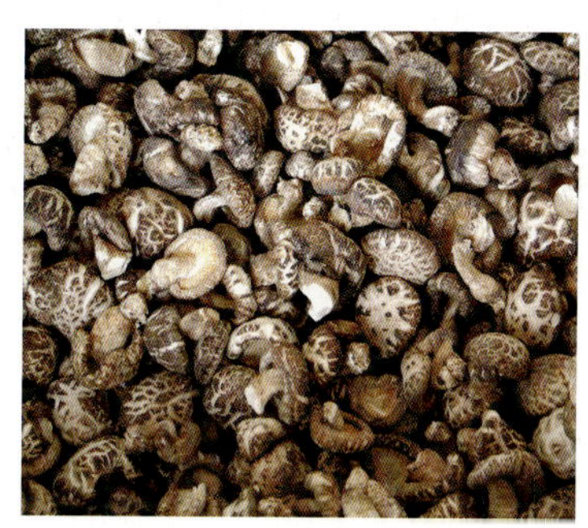

• **보양원리** 만성간염은 대부분 신체
의 면역기능부전으로 인한 것이
다. 표고버섯에 함유되어 있는 다당은 유기체의 면역력을 향상시키는
작용을 한다. 임상에서는 표고버섯다당으로 만든 면역강화 약으로 간
염을 치료하는 데 많은 효과를 보고 있다.

　표고버섯은 인체의 유해세포를 죽이는 역할을 한다. 또한 표고버섯
은 인터페론을 유도하여 생성시킨다. 이는 B형간염 환자들의 회복에
아주 좋다. 표고버섯은 간을 보호하고 혈액지질을 낮추며 노화를 지연
시키는 효과가 있다.

• **기타효능** 표고버섯은 콜레스테롤을 낮추고 신진대사를 촉진시킨다.
담결석을 해소하고 면역력을 높이며 암을 예방하고 항암 작용이 있
다. 또한 표고버섯은 정서를 안정시키고 혈압을 낮추며 변비를 예방
할 뿐만 아니라 심혈관 질환을 예방하고 골격을 튼튼하게 한다.

- **조리 섭취 시 유의사항**

  ▶ 버섯은 오래 불리면 좋지 않다. 또한 너무 오래 씻어도 좋지 않다. 표고버섯을 요리할 때 쇠가마 혹은 황동가마를 쓰지 말아야 한다. 영양 손실이 크기 때문이다.

  ▶ 너무 큰 표고버섯은 먹지 말아야 한다. 왜냐하면 대다수가 호르몬으로 키운 것이기에 많이 먹으면 인체에 좋지 않은 영향을 일으킬 수 있다.

  ▶ 표고버섯에는 여러 가지 영양 성분이 있다. 표고버섯의 우산 밑부분과 꼭지 부분에 푸린이 함유되어 있어서 통풍 질환이 있는 사람은 많이 먹으면 안 된다.

19 잉어

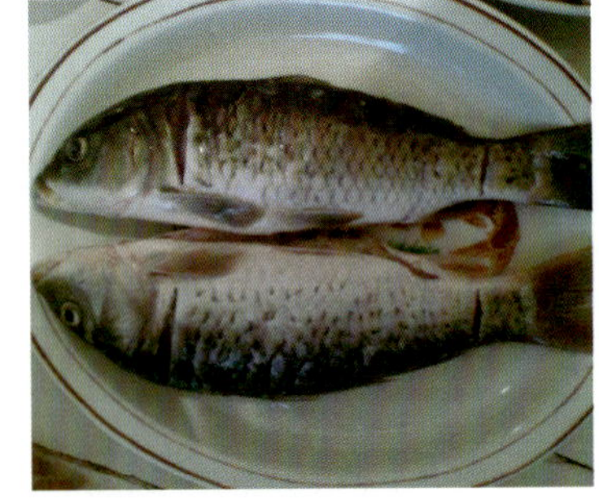

- ▶ **유효성분** 단백질, 아미노산, 불포화지방산, 칼슘, 인, 비타민A, 비타민D

- **보양원리** 잉어는 황달을 해소하는 효능이 있다. 또한 잉어는 단백질, 불포화지방산 등 여러 가지 간을 보호하는 성분을 함유하고 있다. 간 질환자는 잉어 요리를 먹으면 간을 보양할 수 있다.

- **기타효능** 잉어는 비장을 보양하고 위를 건강하게 한다. 부종을 해소하고 젖이 통하게 한다. 또한 잉어는 청열해독하며 기침을 멎게 하고 콜레스테롤을 낮추며 아테롬성 동맥경화를 예방, 치료하며 관상동맥경화증을 예방한다.

▶ 잉어 요리를 할 때 조미료를 넣지 말아야 한다. 잉어 자체가 아주 풍부한 맛을 가지고 있기 때문이다.

▶ 잉어는 녹두, 토란, 소양고기 기름, 돼지간, 개고기 등과 같이 먹지 말아야 한다.

▶ 간경화와 중증간염 환자는 잉어를 먹지 말아야 한다.

▶ 악성종양, 림프결핵, 홍반성낭창, 기관지천식, 소아유행성이하선염, 혈전폐쇄성맥관염, 독창, 심마진, 피부습진 등 질환자는 잉어를 먹지 말아야 한다.

▶ 잉어를 손질할 때 담을 다치게 하지 말아야 한다. 담이 터지면 쓴맛 때문에 먹을 수 없게 되기 때문이다.

▶ 잉어는 영양 가치가 높다고 하지만 물고기 특유의 비린내가 있으므로 많은 사람들이 먹기 싫어한다. 이때 잉어를 깨끗이 씻은 뒤 조리용 술을 적당량 첨가하면 비린내를 없앨 수 있다.

20 붕어

▶ **유효성분** 단백질, 아미노산, 비타민A, 비타민B1, 비타민B2, 비타민E, 니코틴산, 칼슘, 인, 칼륨, 나트륨, 마그네슘, 철, 아연, 셀렌, 동, 망간

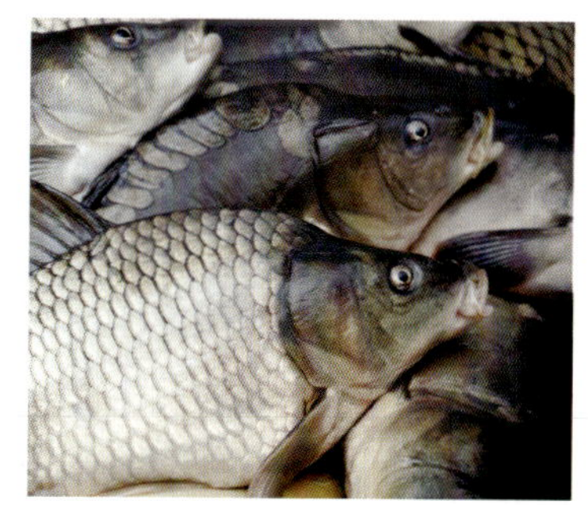

• **보양원리** 봄 날씨는 건조하므로 간화가 쉽게 왕성해진다. 때문에 산성음식의 섭취를 줄여야 한다. 그렇지 않으면 간화가 더 왕성해지

고 비위를 상하게 되어 간 질환자의 병세가 더 심해지게 된다. 간 질환
자들에게 적합한 많은 음식들 중에서 붕어는 보양하나 열이 나게 하
지는 않으며 비장을 건강하게 하고 습기를 제거하는 기능을 한다. 또
한 붕어는 풍부한 영양소를 함유하고 있어서 간 질환자들의 요양과
간을 보호하는 좋은 건강보조식품이다.

• **기타효능** 붕어는 면역능력을 높이고 혈압을 낮추며 심장병을 예방한
다. 또한 붕어는 만성기관지염을 예방, 치료하며 위를 튼튼하게 한다.
붕어는 경락을 통하게 하고 혈액순환을 촉진시켜 신체를 따뜻하게 해
주고 마음을 안정시키며 보양하고 젖이 통하게 한다.

• **조리 섭취 시 유의사항**

▶ 붕어를 찌거나 국을 끓여 먹으면 영양 가치가 높다. 붕어를 기름에
튀기면 간을 보호하는 효능이 많이 떨어진다.

▶ 붕어알은 콜레스테롤 함량이 높기 때문에 간 질환자, 중노년, 고지
혈, 고콜레스테롤 환자는 먹지 말아야 한다.

▶ 간경화와 중증간염 질환자는 붕어를 주의하여 먹어야 한다.

▶ 붕어는 마늘, 설탕, 겨자, 더덕, 꿀, 돼지간, 닭고기, 사슴고기, 맥문
동, 후박나무 등과 함께 식용하면 안 된다.

▶ 붕어를 먹기 전후에는 차를 마시지 않는다.

21 대합

▶ **유효성분** 단백질, 아미노산, 타우린, 크롬, 마그네슘, 아연, 비타민
B2, 비타민B12

• **보양원리** 현대인들은 생활과 업무의 리듬이 빨라짐에 따라 과로가 일
상화되었다. 과로하게 되면 얼굴빛이 청색이고 색소반점이 생기며 두

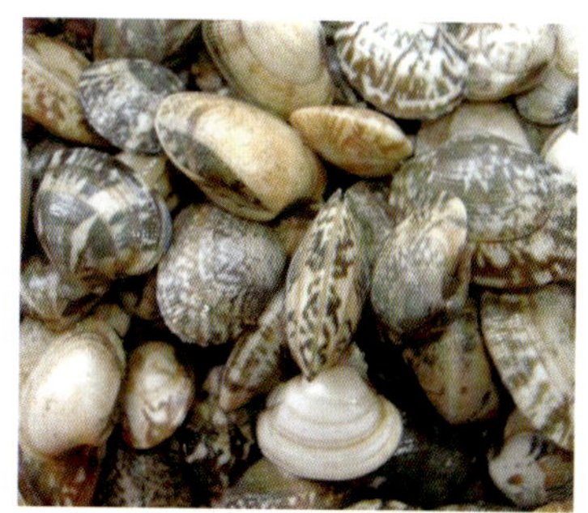

드러기가 돋는 증상이 나타난다. 이는 간이 허약하다는 몸의 표현이다. 때문에 간의 건강을 지키는 것이 중요하다. 왜냐하면 간은 신체에 쌓인 독소를 배출하고 정맥혈을 다시 정화시키기 때문이다. 간의 독소 배출과 정화 기능이 정상적으로 진행되지 못하면 위와 같은 증상이 나타나게 된다.

중의학에서는 음양 조절, 오행의 상생상극을 중시한다. 간은 오행 중에서 목에 대응한다. 때문에 엽록소, 비타민, 식이섬유 등이 많이 함유된 음식으로 간을 보양할 수 있다.

대합조개에는 다량의 비타민과 섬유소가 함유되어 있어서 기관을 협소하여 제내의 독소를 배출한다. 대합조개는 음을 보양하고 가래를 삭히며 숙취를 해소하고 간을 보호하는 영양식품이다. 대합에는 단백질이 많이 함유되어 있으나 지방이 적기 때문에 지방간 환자들이 자주 식용해도 좋다.

- **기타효능** 대합은 열을 내리고 가래를 삭히며 콜레스테롤을 낮추고 정기에 유리하고 장부를 윤활하게 한다. 또한 대합조개는 아테롬성 동맥경화를 예방하고 정신을 맑게 하며 시력을 보호한다. 게다가 대합조개는 노년 치매를 예방하고 피를 보충하고 이뇨작용이 있으며 혈액 지질을 낮추고 인슐린 기능을 촉진시킨다.

- **조리 섭취 시 유의사항**

  ▶ 대합 등 조개류는 자체가 싱싱하고 맛이 좋다. 때문에 조리할 때 조미료를 넣지 말아야 하며 소금도 많이 넣지 말아야 한다. 그렇지 않으면 싱싱한 맛이 없어진다.

  ▶ 대합조개는 과민반응을 일으키는 성분이 함유되어 있다. 따라서 대

합조개에 과민체질인 사람은 섭취를 삼가야 한다.

▶ 대합조개는 성질이 차다. 체질이 허약하고 배가 붓고 자주 설사하는 사람은 대합조개 섭취를 삼가야 한다.

22 다시마

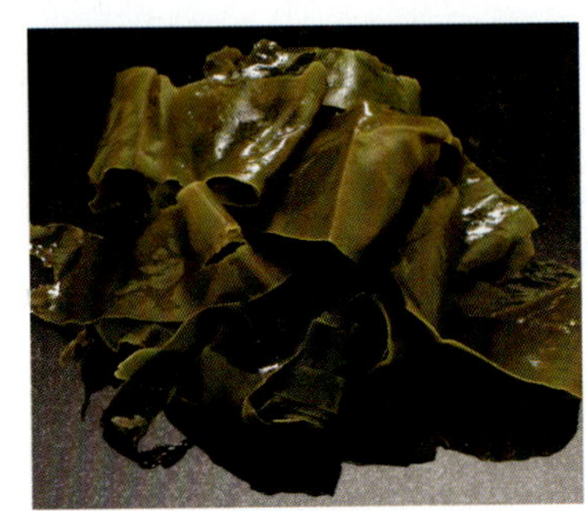

▶ **유효성분** 알긴산, 타우린, 켈프소, β-카로틴, 라미닌, 다원불포화지방산, 셀렌, 요오드, 푸코이딘, 마니톨, 식이섬유, 단백질

• **보양원리** 다시마에 함유되어 있는 풍부한 푸코이딘은 실험에 의해 간경화 등 간 질환에 적극적으로 작용한다고 증명되었다. 푸코이딘이 대량으로 인체에 존재하고 있으면 대량의 간세포의 신진대사를 강화하는 생명인자를 만들어 낼 수 있으며 이 단백질은 간경화, 간 기능 쇠퇴 등에 현저한 효과가 있는 것이다. 다시마에 함유되어 있는 풍부한 타우린은 혈액과 담즙 중의 콜레스테롤 함량을 낮춘다. 또한 다시마의 식이섬유와 알긴산은 콜레스테롤의 흡수를 제어하며 배설을 촉진시켜 지방을 없애고 몸을 가볍게 해준다. 이 같은 작용 때문에 다시마는 지방간 환자들에게 아주 유익한 식품이다.

• **기타효능** 다시마는 어혈을 풀고 가래와 기침을 해소한다. 또한 다시마는 물의 흐름을 원활하게 하고 혈압과 혈당을 낮추고 피를 보하는 작용을 한다. 다시마는 비장을 윤활하게 하며 안구건조증을 예방하고 이뇨작용을 한다. 따라서 다시마는 부종을 해소하고 골격을 튼튼하게

하며 빈혈을 예방, 치료하고 소염작용과 열을 내리는 작용이 있으며 대장암을 예방하는 효과를 가진 식품이다.

• 조리 섭취 시 유의사항

▶ 다시마는 유독물질인 비소를 함유할 수 있다. 따라서 조리할 때 반드시 물에 2~3시간 불려야 하고 물에 불리는 도중에 1~2회 물을 갈아 주어야 한다. 그러나 다시마를 너무 오랜 시간 물에 불리면 영양 성분이 유실될 수 있으므로 너무 오랜 시간 물에 담가두지 말아야 한다.

▶ 다시마를 먹은 뒤 바로 차를 마시거나 시고 떫은 과일도 먹지 말아야 한다.

▶ 위가 차고 약한 사람은 다시마를 먹지 말아야 한다. 갑상선 항진이 있는 사람은 다시마를 먹지 말아야 한다. 다시마에는 요오드 함량이 풍부하기 때문에 갑상선 항진 증세를 악화시킬 수 있다.

23 돼지피

▶ **유효성분** 비타민B2, 비티민C, 단백질, 니코틴산, 칼슘, 인, 칼륨, 나트륨, 철, 아연, 동, 망간

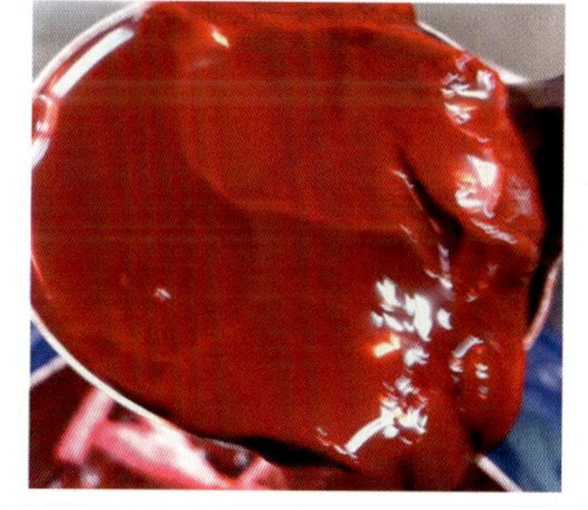

• **보양원리** 돼지피는 해독작용과 독을 배출하는 기능이 있다. 따라서 돼지피는 간 질환자들의 간보양에 도움이 된다. 간 질환자는 간기능이 비교적 약하기 때문에 돼지피를 적당히 식용하면 간의 부담을 덜어줄 수 있으며 간 질환의 회복에 도움이 된다. 또한 돼지피는 영양이 풍부

하고 지방 함량이 적어서 비만인 간 질환자가 식용하기에 적합하다.

- **기타효능** 해독, 중풍 치료, 어지럼증 완화, 해독작용, 장을 깨끗이 하며 혈을 보하고 면역력을 높이며 항노화작용이 있다. 아테롬성 동맥경화와 빈혈을 개선하며 신경성 두통을 완화시키고 불면과 꿈이 많은 증상을 개선한다.

- **조리 섭취 시 유의사항**

  ▶ 돼지피는 단독으로 요리를 하지 말고 조미료를 넣어 비린내를 없애야 한다.

  ▶ 돼지피는 많이 먹지 말아야 한다. 체내 콜레스테롤 함량이 증가하기 때문이다.

  ▶ 돼지피를 고를 때 위생에 주의하여야 한다. 가능한 한 오염된 것을 피해야 한다.

  ▶ 병든 돼지의 피는 먹지 말아야 한다.

  ▶ 돼지피는 콩과 함께 먹으면 안 된다. 소화불량을 일으킬 수 있기 때문이다.

  ▶ 돼지피는 다시마와 함께 먹으면 안 된다. 쉽게 변비를 일으키기 때문이다.

  ▶ 질병이 있는 사람은 돼지피를 먹지 말아야 한다.

24 토끼고기

▶ **유효성분** 단백질, 당류, 무기염, 비타민A, 비타민B1, 비타민B2

- **보양원리** 토끼고기는 단백질, 지방, 소량의 탄수화합물, 칼슘, 인, 철 그리고 비타민 등 여러 가지 영양 성분을 함유하고 있으며 특히 단백질 함량이 제일 높다. 토끼고기는 육질이 부드럽고 푸석푸석하며 수

분이 많고 쉽게 소화, 흡수되기에 간병환자들이 자주 식용하기에 아주 적합하다.

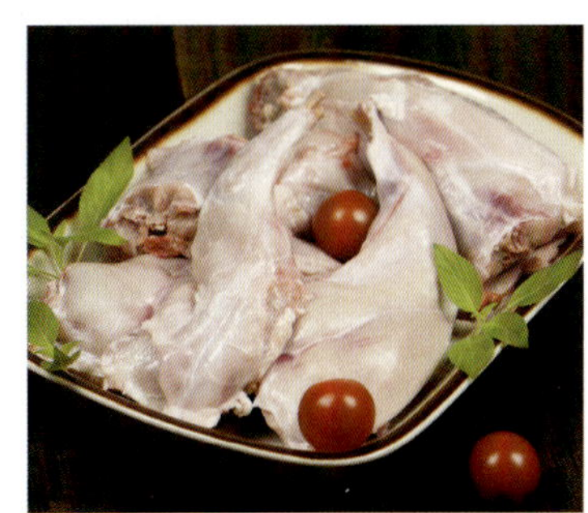

- **기타효능** 양기를 보충하며 갈증을 해소하고 비장을 튼튼히 하며 냉혈해독작용이 있으며 음허를 보하고 얼굴을 보양하며 침이 고이게 하여 갈증을 해소하며 덴 상처를 치료하고 피부가 트는 것을 예방한다.

- **조리 섭취 시 유의사항**

  ▶ 토끼고기와 다른 음식을 같이 조리하면 다른 요리의 맛이 스며들기에 '백미육'이라고도 한다.

  ▶ 토끼고기는 영양이 풍부할 뿐만 아니라 다양한 식재료나 중약재와 소합하여 식용할 수 있나. 예를 들면 토끼고기와 적당량의 당삼, 산약, 붉은 대추를 끓여 탕을 마시면 기혈이 부족한 증상과 영양불량을 개선할 수 있다. 자주 먹으면 효과가 더욱 뚜렷하다.

  ▶ 토끼고기는 오리고기와 함께 먹으면 안 된다. 설사를 일으킬 수 있기 때문이다.

  ▶ 노인, 여성, 심혈관질환, 당뇨병질환자나 비만이 있는 간염환자는 토끼고기를 적당히 먹으면 좋다. 임산부, 월경기 여성, 뚜렷한 양허 증상이 있는 여성, 비위가 차고 약한 사람은 토끼고기를 먹지 말아야 한다.

25 오리고기

▶ **유효성분** 단백질, 판토텐산, 비타민A, 비타민B1, 비타민B2, 니코틴산, 비타민E, 칼슘, 인, 칼륨, 나트륨, 마그네슘, 철, 아연, 셀렌, 동, 망간

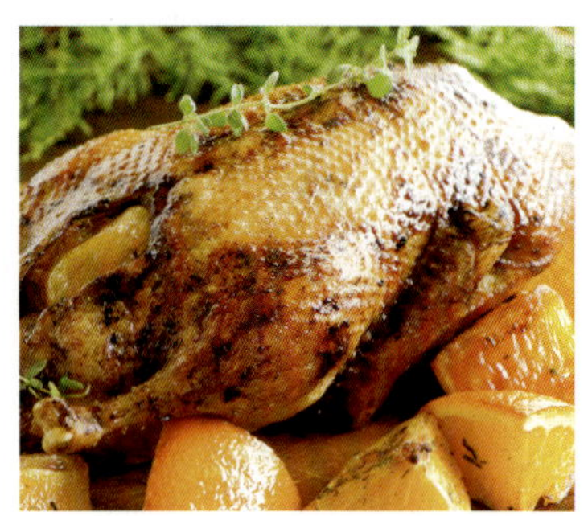

- **보양원리** 오리고기는 풍부한 단백질, 지방, 소량의 탄수화물, 칼슘, 인, 철과 비타민B1, 비타민B2 등 영양 성분을 함유하고 있다. 중의학에서는 오리고기가 음허를 보하고 위를 튼튼하게 하며 간을 보호하고 간을 튼튼하게 하며 부종을 완화하는 등의 작용이 있다고 본다. 오리고기로 만든 여러 가지 요리는 간 질환자들이 식용하기에 적합하다. 특히 열증이 있거나 음허증, 간경화, 복수 환자에게 적합하다.

- **기타효능** 오리고기는 허약한 체질과 과로를 보양하며 오장의 음허를 보한다. 또한 오리고기는 허약하고 과로로 인한 열을 해소하고 혈을 보하고 수액의 유통이 원활하게 한다. 그리하여 위를 보양하고 진액을 증가시키며 어혈을 풀고 열을 내리고 비장을 튼튼하게 한다.

- **조리 섭취 시 유의사항**
  - ▶ 오리고기에는 질소를 함유한 물질이 충분히 용해되어 있어서 그 맛이 아주 감미롭다.
  - ▶ 오리고기는 호두, 자라, 검은 목이버섯, 메밀 등과 함께 먹지 말아야 한다.
  - ▶ 체내에 열이 있고 상초열이 있는 사람, 열이 좀 있는 사람, 체질이 허약한 사람, 식욕부진, 대변 건조, 부종이 있는 사람, 영양불량자,

산후 또는 병이 나은 뒤 체질이 허약한 사람, 식은땀이 나는 사람, 월경이 적은 사람, 인후가 마르는 사람은 자주 오리고기를 먹어야 한다. 평소에 신체가 약하고 차며 위가 차고 아프며 설사가 있으며 대변이 무른 증상, 요통, 차서 생기는 월경통, 비만, 아테롬성 동맥경화, 만성장염 환자는 가능하면 오리고기를 적게 먹어야 한다.

26 닭고기

▶ **유효성분** 단백질, 비타민B1, 비타민B2, 니코틴산, 비타민A, 비타민C, 콜레스테롤, 칼슘, 인, 철

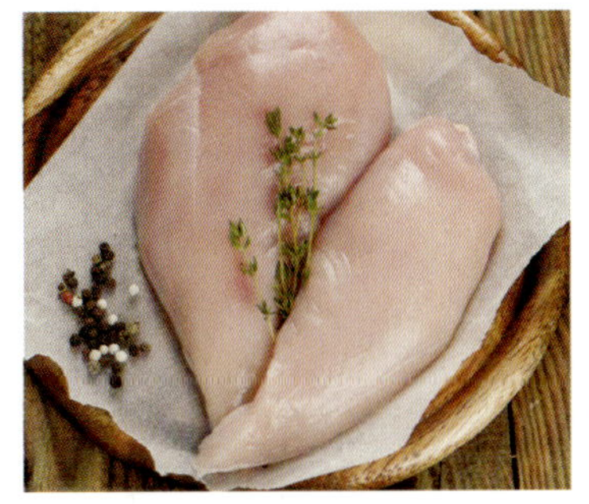

• **보양원리** 간병 환자는 회복기에 적당히 닭고기를 먹으면 좋다. 간병 회복기 환자는 흔히 식욕부진으로 인해 식사량이 적다. 닭고기에 함유되어 있는 유효물질이 소화액의 분비를 자극하는 작용을 하기에 간병 환자의 식욕을 증진시킬 수 있고 영양 물질의 소화와 흡수에 이롭다.

주의해야 할 점은 간염 환자는 가능한 햇닭을 선택하여 고아서 먹는 게 좋다. 닭은 간과 신장을 보하고 혈맥의 순환을 촉진시키며 오장에 이롭고 치료 효과가 더욱 좋다.

• **기타효능** 닭고기는 신체를 튼튼하게 하며 자양강장에 좋다. 또한 닭고기는 기혈을 돕고 면역력을 높이며 괴혈병을 예방한다.

• **조리 섭취 시 유의사항**

▶ 닭 꽁무니는 림프가 집중되어 있고 세균, 바이러스, 암을 일으키는

물질이 저장되어 있는 창고이다. 때문에 조리를 할 때는 가능하면 제거하는 게 좋다.

▶ 통풍, 아테롬성 동맥경화, 관상동맥경화, 고지혈 환자는 계탕을 마시지 말아야 한다. 감기에 두통이 있으며 맥이 없고 열이 나는 사람도 닭고기를 먹지 말아야 한다.

▶ 계탕은 영양이 풍부하여 모든 가정에서 몸보신하는 제일 좋은 영양 식재료이다. 식용할 때에 탕과 고기를 같이 먹어야 한다. 닭고기만 먹고 탕을 마시지 않으면 안 된다.

▶ 닭고기는 다른 육류처럼 같이 보관하기에 쉽지 않다. 때문에 금방 사온 닭은 반드시 깨끗이 씻은 뒤 냉장고에 넣어 보관해야 한다.

27 꿀

▶ **유효성분** 당류, 단백질, 칼슘, 인, 마그네슘, 망간, 철, 칼륨, 효소류, 비타민B군, 비타민C, 비타민D, 비타민K, 비타민E, 비타민P, 색소, 화분, 휘발유

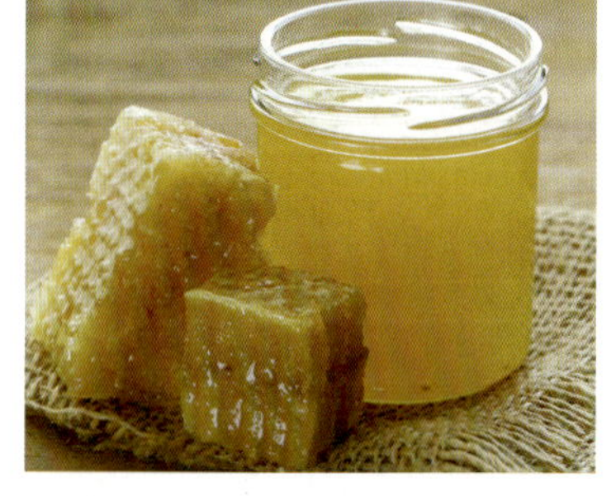

• **보양원리** 임상실험을 통해서 꿀 중의 화분은 간병 환자에게 치료 효과가 아주 좋다는 점이 보고된 바 있다. 화분은 간을 보호하는 작용이 있기 때문이다. 꿀에는 풍부한 생물활성 물질이 함유되어 있어서 간장을 보호하는 작용을 한다. 자주 꿀을 먹으면 간세포의 재생을 촉진시키며 지방간의 형성을 제어하는 작용을 한다. 꿀은 또한 숙취해소, 인체의 저항력을 강화시켜 지방간 환자들에게 효과가 좋다.

- **기타효능** 꿀은 통변작용이 있으며 궤양을 아물게 하고 염증을 해소한다. 또한 피부를 보호하고 미용 작용을 하며 항균소염작용을 한다. 꿀은 조직세포의 재생을 촉진시키며 소화를 촉진시키고 면역력을 향상시키며 장수하고 수면을 개선하며 피로를 해소한다. 또한 꿀은 아동의 생장발육을 촉진시키고 심혈관을 보호하며 폐를 윤활하게 하고 기침을 멎게 하며 칼슘의 흡수를 촉진시킨다.

- **조리 섭취 시 유의사항**

  ▶ 꿀이 함유한 당분은 거의 모두 단당이다. 때문에 꿀은 쉽게 인체에 소화, 흡수된다. 꿀은 중노년들에게 적합한 건강보조식품 중의 하나로서 '노인의 우유'라고 불린다.

  ▶ 꿀은 뜨거운 물에 풀어 마시면 안 된다. 꿀에는 아미노산, 비타민 등 영양 성분이 있는데 고온을 만나면 쉽게 분해되어 성분이 파괴되기 때문이다. 때문에 가능하면 60도보다 낮은 미지근한 물에 풀어 마시는 게 좋다. 여름에는 잔불에 풀어 마셔도 좋다.

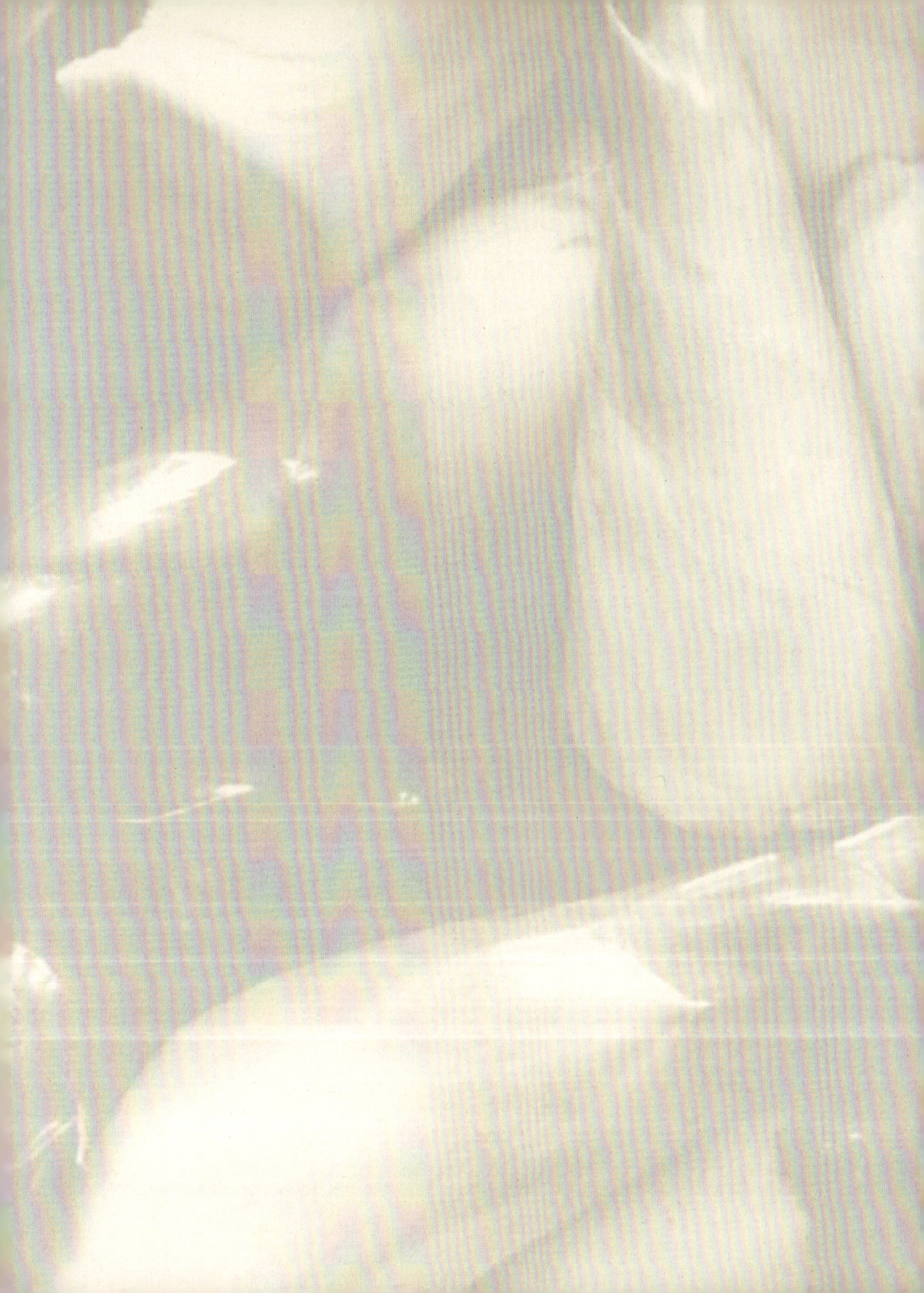

Section

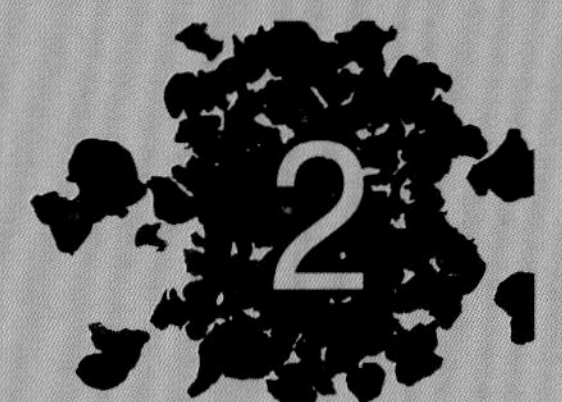

전문가가 경고하는 금기 음식

간 질환을 악화시키는 유해물질

일상생활에서 간 질환을 악화시키는 유해물질은 아주 많다. 이런 유해물질은 대다수가 음식을 통해 인체에 흡수된다. 때문에 이런 유해물질을 충분히 알고 잘 대처하면 질병을 피할 수 있다.

▶알 코 올 알코올은 간장대사에 영향을 주는데 간세포막 표면의 지질 성분을 과도하게 산화시켜 간세포막을 파괴시킨다. 더 발전하면 간세포 내의 미세관과 선립체 등 구조가 파괴되어 간세포가 부어 오르고 마침내 괴사한다. 알코올로 인해 지방산의 분해와 대사기능장애가 발생하면 간에 지방의 침적을 일으키고 지방간을 형성한다. 계속 술을 마시면 알코올성 간염으로 발전한다. 심한 경우 알코올성 간경화로 발전할 수 있다.

▶콜레스테롤 많은 양의 콜레스테롤도 식용하면 쉽게 간장의 대사에 부담이 가중되기 때문에 간병 환자의 콜레스테롤 섭취량은 매일 3mg 이내로 제어한다.

▶니 코 틴 니코틴은 인체 내에서 주요하게 간과 폐를 통하여 대사를 진행한다. 대량 섭취하게 되면 간장의 부담을 가중시킨다. 또한 니코틴은 교감신경과 아드레노메둘린을 흥분시켜 혈액의 점성을 증가시킨다. 이렇게 되면 소동맥을 막아 간장에 피 공급이 부족하게 되고 간장이 영양 성분을 흡수하는 데 영향을 준다.

▶알루미늄 소량의 알루미늄을 섭취하면 인체에 유익하다. 그러나 60mg 이상의 양을 섭취하면, 알루미늄이 간장에 들어가 간 조직을 파괴하며 간장에 아주 큰 상해를 입힌다.

01 죽순

▶**금식원인**

- **소화하기 어렵다** 중의학에서는 죽순이 소화하기 어려우며 만성간염 환자는 먹지 말아야 한다고 본다.

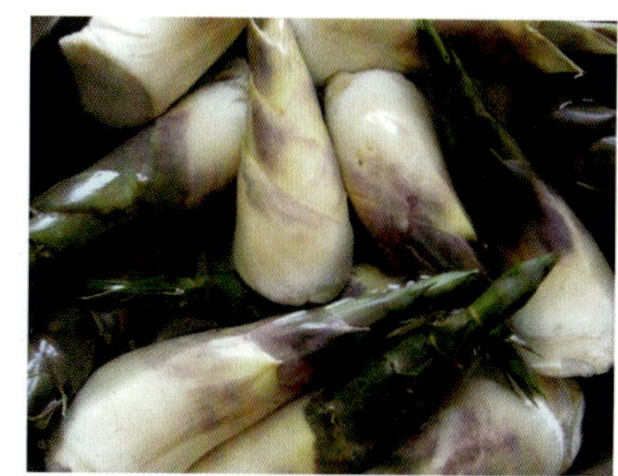

- **식이섬유의 함량이 너무 높다** 현대의학은 죽순이 많은 식이섬유를 함유하고 있어서 심한 간 질환이나 간경화 환자에게 권하지 않는다. 식도와 위하정맥류 때문에 대량으로 식이섬유를 먹으면 증세에 좋지 않고 대출혈의 위험을 유발한다. 때문에 간 질환과 간 질환으로 인한 정맥고혈압 환자는 죽순을 많이 먹지 말아야 한다.

▶**기타금식인군** 성장기에 있는 아동, 요로결석 환자, 죽순에 알레르기가 있는 사람은 먹지 말아야 한다.

02 오리알

▶**금식원인**

- **콜레스테롤 함량이 너무 높다** 콜레스테롤이 높은 음식을 자주 먹으면 간장대사에 부담을 가중시켜 간 질환 증상이 나빠진다. 오리알은 전형적인 고콜레스테롤 식품이기 때문에 많이 먹으면 간에 매우 좋지 않다.

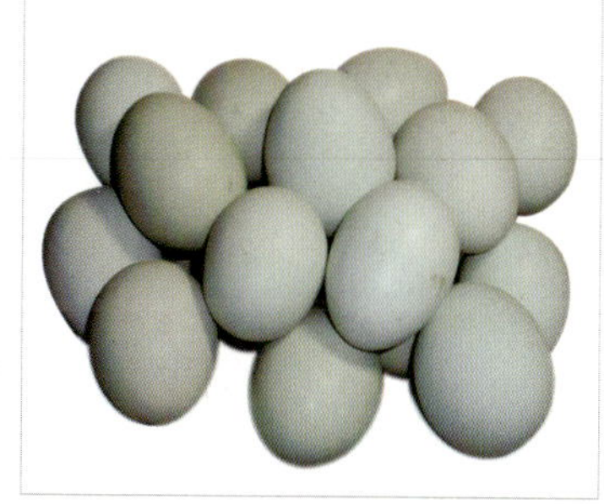

- **고지방 저단백** 검사에 의하면 100g의 오리알에는 지방이 14.7g이 함유되어 있으며 단백질은 13g밖에 없다. 지방은 간에서 대사를 해야 하는데 너무 많이 섭취하면 간장대사에 부담이 커져 간 기능 회복에 불리하다. 따라서 간염과 지방간 질환자는 오리알을 많이 먹으면 안 된다.

▶ **기타금식인군** 심뇌혈관 질환자와 신장 질환자에게도 금기 음식이다.

03 검은 목이버섯

▶ **금식원인**

- **여러 합병증을 유발할 수 있다** 신선한 검은 목이버섯에는 감광물질이 있다. 이 물질이 인체에 들어가면 혈관을 따라 인체표피세포에 분포되어 태양의 빛을 받으면 일광성 피부염을 일으킨다. 또한 이 물질은 또 인후점막에 쉽게 흡수되므로 인후부종을 일으키며 심한 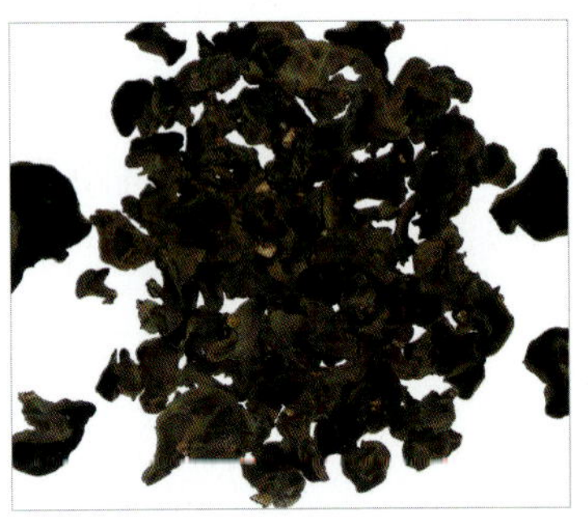 경우 생명까지도 위험하게 된다. 신체가 건강한 그룹도 먹지 말아야 할 뿐만 아니라 간병 환자는 더더욱 먹지 말아야 한다. 그렇지 않으면 간 질환의 증상을 가중시켜 생명을 위협할 수 있다.

▶ **기타금식인군** 모든 사람이 먹어서는 안 된다. 특히 아래 열거된 인군은 더욱 주의해야 한다. 출혈성 질환자, 설사하는 사람, 임산부 등이다.

04 부추

▶**금식원인**

- **부추는 성질이 따뜻하다** 만성간염, 간경화 환자는 대부분 음허와 내열 등 증상이 있다. 부추는 요리를 하게 되면 따뜻한 특성으로 바뀐다. 부추 무침이나 날것으로 먹으면 따뜻한 특성과 맛이 매운 특성을 함께 나타내므로 간 질환자는 부추를 많이 먹으면 안 된다.

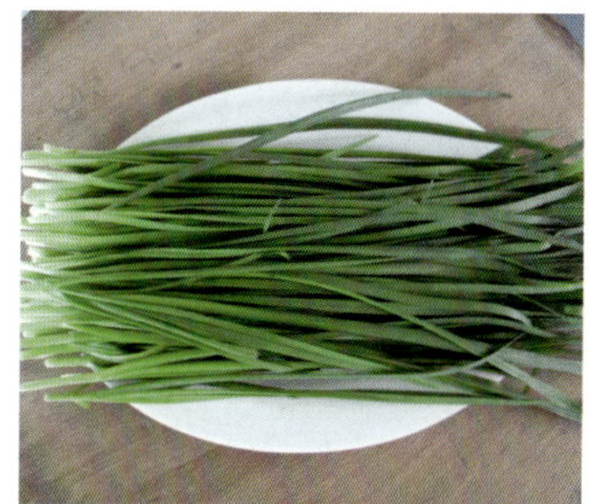

- **식이섬유의 함량이 높다** 부추는 식이섬유가 많고 비교적 질기기 때문에 위장에서 소화되기 어렵다. 간경화로 인해 위가 허약해진 환자에게 부추는 부담이 되는 식재료이다. 간병과 위병이 있는 사람은 부추를 주의해서 먹어야 한다.

▶**기타금식인군** 음이 허하고 열이 많은 사람, 눈 질환이 있는 사람, 위장이 허약한 사람에게도 부추는 좋지 않다.

05 돼지비계

▶**금식원인**

영양전문가에 따르면 살코기와 비교하면 돼지비계에는 동물성지방이 90.8%에 이르지만 단백질은 2.2%밖에 되지 않는다고 한다. 간 질환자가 지방을 많이 섭취하면 간장대사의 부담을 증가

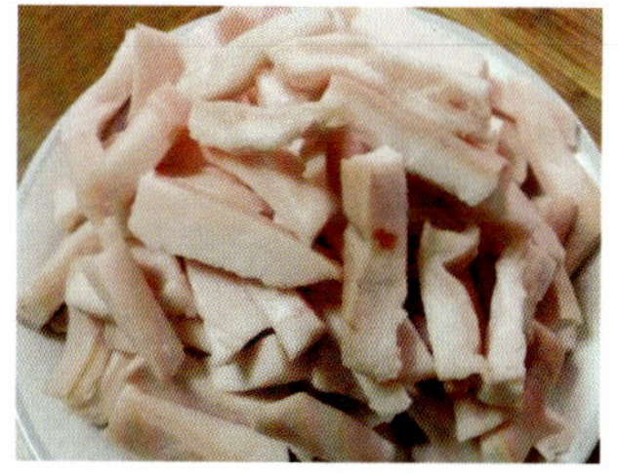

시킨다. 이렇게 되면 간장 기능의 회복에 불리하며 간장의 심각한 악화를 초래할 수 있다. 가장 흔히 나타나는 증상이 지방간이다. 특히 간염 환자, 지방간 질환자는 비계를 금식하여야 한다.

▶기타금식인군 고지혈 환자, 고혈압 환자, 고콜레스테롤 환자, 위장 기능이 약한 자, 비만자, 뇌혈관 질환자 등이다.

06 마늘

▶금식원인

마늘은 적혈구와 헤모글로빈 수량의 감소를 촉진시키는 식재료이다.

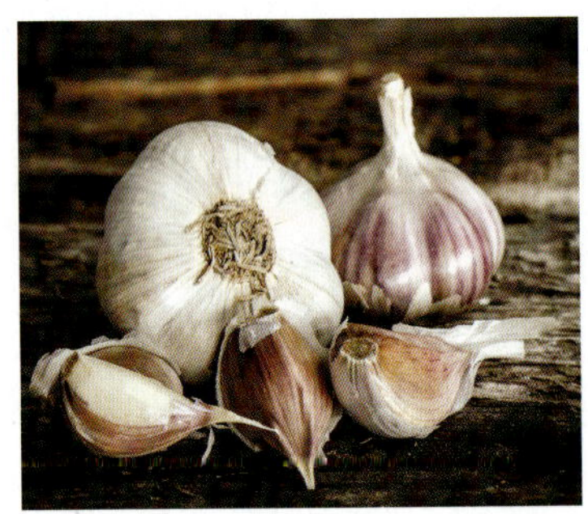

마늘에는 꽤 많은 휘발성 기름이 함유되어 있다. 이 물질은 혈액중의 적혈구, 헤모글로빈의 수량을 감소시켜 심한 경우 빈혈을 일으킨다. 마늘은 지방간, 간염 환자의 치료와 회복에 좋지 않다. 때문에 빨리 병세에서 회복되기 위해서는 간염 질환자는 가능하면 마늘을 적게 먹어야 한다.

▶기타금식인군 위장 질환이 있는 사람, 위궤양 환자, 십이지장궤양 환자, 안 질환자 등이다.

07 양고기

▶**금식원인**

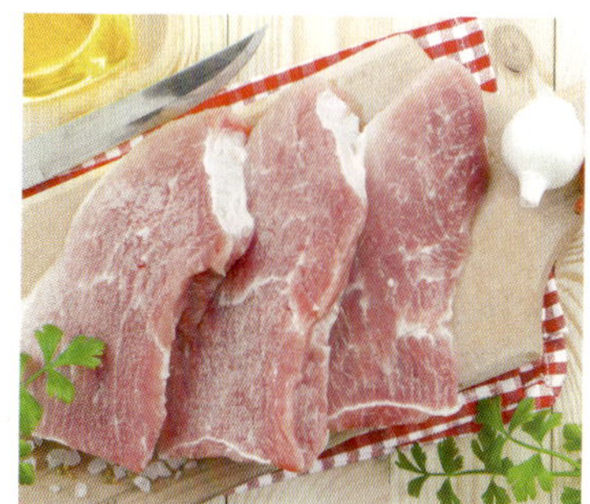

- **열이 아주 센 음식이다** 양고기는 열이 아주 센 음식이다. 양고기를 지나치게 많이 섭취하면 간 질환 증상이 심해질 수 있다. 간 질환자는 간의 기가 왕성하거나 간화가 높아서 양고기를 식용하게 되면 증상을 악화시킬 수 있다. 때문에 간 질환자는 양고기를 먹지 말아야 한다.

- **지방 함량이 높다** 영양전문가들의 분석에 의하면 양고기는 고지방 육류에 속한다. 간염 환자는 양고기를 적게 먹거나 먹지 말아야 한다. 왜냐하면 대량의 지방이 인체에 들어가면 간장내사에 부담을 주기 때문이다. 간병 환자의 간장이 효과적으로 산화, 분해, 흡수 등 대사기능을 실행할 수 없게 만들어 증상을 악화시킬 수 있다.

▶**기타금식인군** 고혈압 환자, 급성장염 환자, 감염성 질환자, 발열 환자 등이다.

08 거위알

▶금식원인

거위알은 질병을 쉽게 유발시키거나 악화시키는 고지방 음식이다.

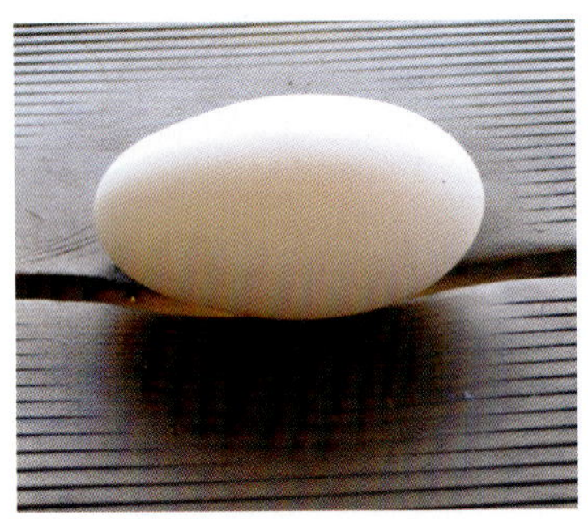

현대의학의 연구에 의하면 거위알의 지방 함량은 매우 높아 11.2%에 달한다고 한다. 중의학에서는 거위알을 질병을 쉽게 유발시키거나 가중시키는 식재료로 간주한다. 거위알은 습한 것을 도와 열이 생기게 하여 간 질환자의 증상을 악화시킨다. 때문에 급성간염, 만성간염, 지방간과 간경화 환자는 거위알을 금해야 한다.

▶기타금식인군 내장 손상자, 관상동맥경화 환자, 심장병 환자, 혈압을 낮추는 약을 복용하고 있는 환자 등이다.

09 청색 토마토

▶금식원인

청색 토마토를 다량으로 섭취하면 중독 현상을 일으킬 수 있다.

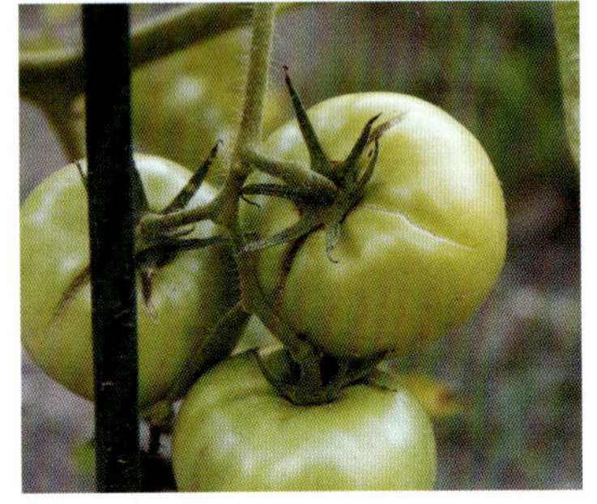

익지 않은 토마토에는 대량의 솔라닌이 함유되어 있다. 위산에 의해 가수분해된 물질은 과다 식용하게 되면 메스껍거나 구토 등 중독증상을 나타낼 수 있다. 간 질환자에게는 손상 정도가 더욱 크다.

▶**기타금식인군** 모든 사람들이 덜 익은 토마토를 먹지 말아야 한다. 특히 임신기 여성, 위장 기능이 약한 사람은 덜 익은 토마토를 먹지 말아야 한다.

10 생강

▶**금식원인**

• **간 기능의 비정상을 초래한다** 생강에는 휘발성 기름, 진저롤, 수지와 전분 등이 함유되어 있다. 변질된 생강에는 또 사프롤이라는 물질이 함유되어 있다. 진저롤과 사프롤은 간염 환자의 간세포에 영향을 미쳐 세포의 성질을 변하게 만들거나 괴사시킨다. 또한 간 조

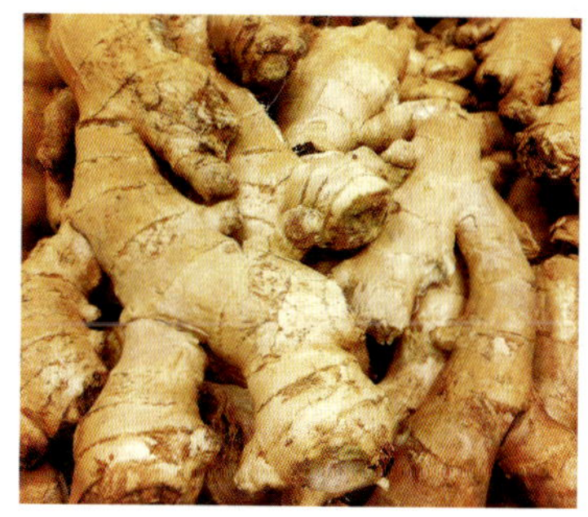

직의 증식을 촉진시켜 간 기능의 비정상을 초래한다.

• **증상을 악화시킨다** 간 질환자는 치료 기간에 생강을 먹게 되면 간을 빨리 회복되지 못하게 만들고 도리어 증상을 악화시킨다. 때문에 간 질환자는 치료 기간 중에 생강을 먹지 말아야 한다.

▶**기타금식인군** 변비, 음허인 사람, 내열이 있는 사람, 치질 환자, 고혈압 환자 등이다.

11 신선한 원추리

▶금식원인

원추리에 함유된 유독물질이 비위를 상하게 한다.

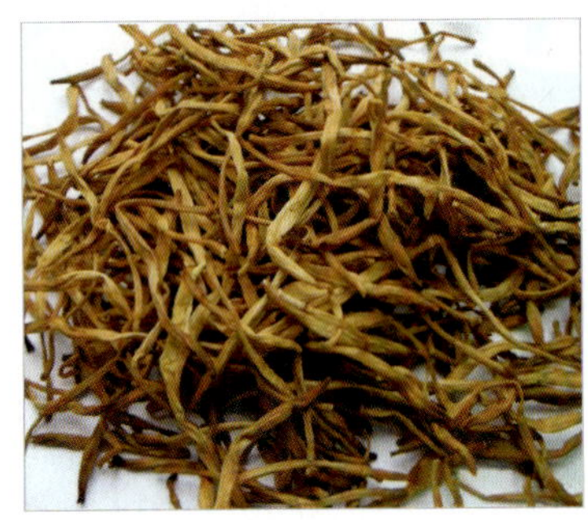

　간 질환자는 대다수가 비위가 허약하며 식욕부진 등 증상이 나타난다. 이는 위장 기능이 저하되었기 때문이다. 원추리에는 콜히친이라는 유독물질이 함유되어 있다. 이 물질이 인체에 들어가면 위산에 의해 산화되어 이산화콜히친이 된다. 이 물질이 중독을 일으켜 비위를 상하게 만든다. 때문에 간 질환자는 가공하지 않은 신선한 원추리는 먹지 말아야 한다.

▶기타금식인군 피부 가려움증, 위장 질환자 등이다.

12 장아찌

▶금식원인

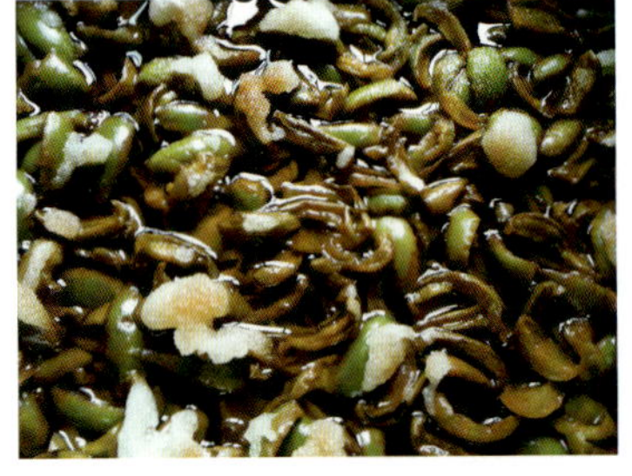

- **영양가가 낮다** 간 질환자는 영양에 대한 요구가 매우 높다. 때문에 영양이 풍부한 음식을 많이 먹어야 하며 담백한 음식을 자주 먹어야 한다. 그러나 장아찌는 영양 성분이 아주 적어 간 질환자의 영양 보충에 불리하다.

- **독 부작용이 있다** 무, 갓, 배추 등은 절이는 과정에서 무독물질인 질산염이 생긴다. 장아찌를 절인 기간이 부족하게 되면 무독 질산염이 유독 아질산염으로 바뀐다. 아질산염은 암 유발 물질이다. 때문에 간 질환자는 잘 절이지 않은 장아찌는 먹지 말아야 한다. 그렇지 않으면 암으로 변할 확률이 매우 높다.

▶ **기타금식인군** 뇌혈관 질환자, 천식 환자, 영아와 유아

13 맥주

▶ **금식원인**

- **간세포의 괴사와 병리적 변화를 일으킨다** 맥주는 알코올 함량이 낮다고는 하지만 산병 환사에게는 좋지 않은 영향을 준다. 알코올 중의 에탄올은 간을 거쳐 대사를 하는데 대량으로 마시면 간 기능이 크게 저하되거나 간 조직의 손상과 함께 알코올성 간경화를 초래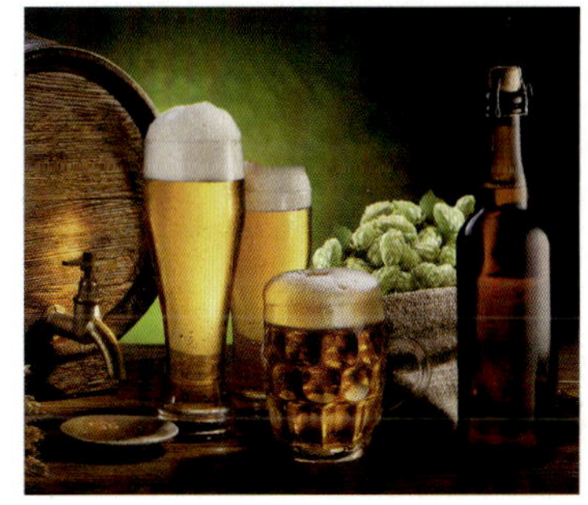한다. 간염, 만성간염의 회복기 환자들에게는 간 기능 회복이 얼마 안 되었기에 에탄올대사에 수요되는 여러 가지 효소의 활성도가 낮은 단계에 있으며 분비량도 그만큼 적다. 게다가 에탄올과 에탄올대사에서 형성된 아세트알데히드는 간세포에 직접적인 영향을 주는 독성이 있다. 아세트알데히드는 간세포의 괴사를 초래하거나 성질을 변화시켜 간장의 대사 기능에 영향을 준다. 때문에 간염 회복기 환자나 만성간염 환자는 맥주를 마시지 말아야 한다.

- **간염이 재발한다** 간염이 회복되었다고 해도 간장 기능은 곧바로 원래

상태로 회복되는 것이 아니다. 적어도 6개월 이상의 조리 기간이 필요하다. 이때는 소량의 술이라 해도 마시면 안 된다. 왜냐하면 취약한 간 기능이 손상을 입어 다시 간염이 재발할 수 있기 때문이다.

14 정어리

▶금식원인

• **혈소판의 응집을 방해한다** 정어리에는 에이코사펜타에노산 함량이 매우 높다. 에이코사펜타에노산의 대사산물인 에포프로스테놀(Epoprostenol)은 혈소판 응집을 방해할 수 있다. 간경화 환자의 혈소판 수량은 원래 적다. 거기에 에이코사펜타에노산이 들어 있는 정어리를 먹게 되면 혈소판 응집작용이 더욱 낮이져 쉽게 출혈을 일으키거나 출혈이 멎지 않는 상황을 초래하게 된다.

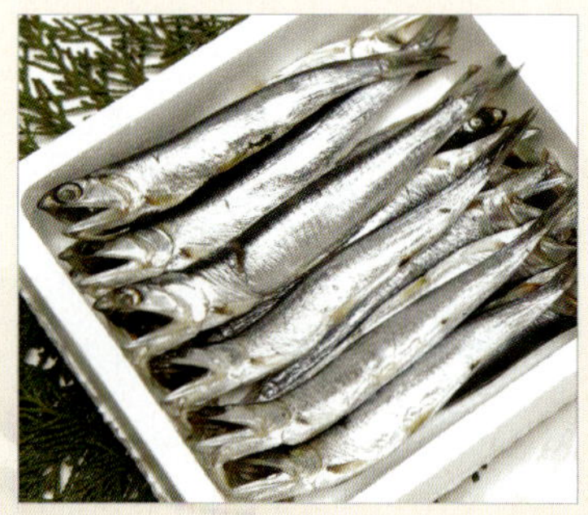

▶기타금식인군 통풍 환자

Section

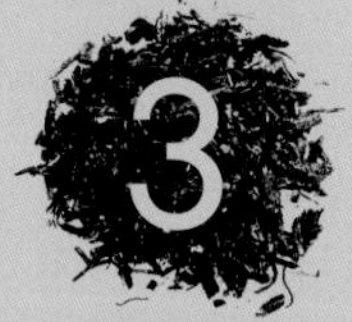

전문가가 권하는
간 질환 개선 약재

간 질환자에게 이로운 약재

간을 보호하는 음식과 약재는 일상에서도 많이 찾아볼 수 있다. 하지만 그 효과를 극대화시키고 부작용을 방지하기 위해서는 그 원리를 인식하고 복용해야 하는데 그 원리가 다음과 같다.

▶ **혈청빌리루빈을 낮춘다** 열을 내리고 습기를 제거하며 해독하는 약, 간과 담낭에 유익한 약, 부분적인 냉혈, 혈액순환을 개선하는 약은 모두 효과적으로 혈청빌리루빈을 낮춘다. 간 질환자가 이런 약물을 복용하면 약물이 체내에서 반응을 일으켜 담즙의 분비가 많아지고 담도 괄약근이 느슨해진다. 또한 담낭이 수축되어 혈청 중의 빌리루빈이 낮아져 황달을 해소하는 목적에 도달한다.

▶ **간섬유화를 방지한다** 간섬유화는 만성간염의 뚜렷한 특징 중 하나이다. 간 섬유화가 더 진행되면 간경화로 발전한다. 중의약학의 연구가 보여주다시피 많은 중초약은 모두 간섬유화와 간장 내에 이미 형성된 섬유교질을 흡수하는 작용이 있다.

▶ **염증을 해소하고 간을 보호하며 효소를 낮춘다** 많은 중초약은 염증 해소작용이 있다. 예를 들면 청열이습약, 간담약 등이다.

▶ **B형바이러스에 저항한다** 많은 중초약은 B형바이러스에 저항하는 작용이 있다. 부분적인 B형간표면항원은 양으로부터 음으로 전환되며 간암의 발병을 늦추고 간기능을 정상으로 회복시킨다.

▶ **면역능력을 조절한다** 면역 기능이 떨어지는 것은 바이러스형 간염의 발병 요소중의 하나이다. 특히 만성B형간염과 면역 기능의 강약은 관계가 밀접하다. 부분적인 중초약은 인체의 면역력을 높일 수 있다.

01 인진

▶ **별명** 사철쑥, 석인진, 면인진 등이다.

• **성미귀경** 맛이 쓰고 매우며 성질은 약간 차며 비장, 위, 간, 담경에 속한다.

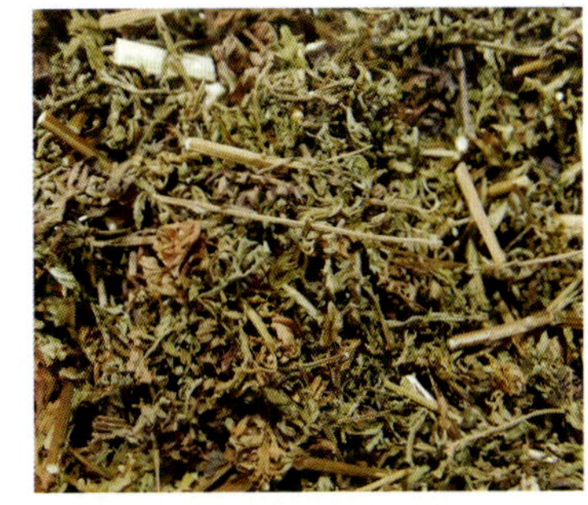

　인진은 다년생초본 혹은 반관목 식물이다. 산등성이나 길가에서 자라는데 우리나라에서는 분포 지역이 꽤 넓다. 전국 각지에 분포해 있다.

　표면은 황갈색이며 세로무늬가 있으며 가지가 여러 갈래로 나뉜다. 인진과 부자, 마른 생강 등 약재를 배합하여 사용하면 음한을 제거하고 황달을 해소하는 작용을 한다.

▶ **보건효능** 신장을 보하며 음허를 보양하고 눈을 맑게 하며 간을 보양한다.

▶ **약리작용** 인진은 습열과 황달을 치료하는 주요한 약재이다. 간 질환 중에서도 특히 황달을 해소하는 효과가 뚜렷하다. 황달을 신속히 해소하고 열을 내리며 부은 간을 천천히 회복시켜 준다. 인진의 독성은 아주 낮은데 임상에서 30g을 써도 별로 뚜렷한 부작용이 없다.

　인진은 또한 담낭에도 이로운 약재이다. 담즙의 성분에도 영향이 있다. 약물을 복용한 뒤 담즙산이 뚜렷이 증가되었으며 콜레스테롤이 현저하게 내려갔으며 일부 유독물질의 대사도 가속화된다. 이렇게 인진은 간 질환자들에게 매우 유익하다.

• **힌트** 약은 달여서 복용한다. 매일 6~15g, 외용일 때는 적당량을 달여서 사용하면 된다. 품질 좋은 인진을 고르는 비결은 육질이 연하고 색

깔이 회백색이며 향기가 짙은 것을 선택하면 된다.

02 고삼

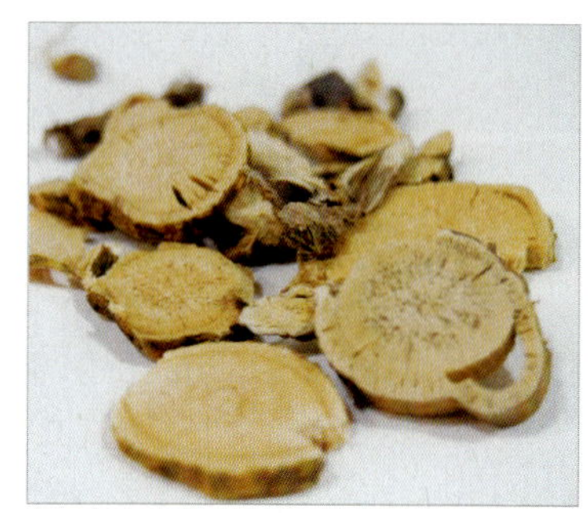

- ▶**별명** 고골, 천삼, 봉황발, 우삼
- •**성미귀경** 맛이 쓰고 성질은 차며 심, 간, 위, 대장, 방광경에 속한다.

  고삼은 우리나라에서 분포가 광범하다. 대부분 야생으로서 양지쪽 산비탈, 풀숲과 산기슭, 교외의 들판, 길가, 개울가 등에 분포한다. 매년 6~9월에 열매가 맺힌다. 고삼의 약용 부위는 뿌리이다. 고삼의 뿌리는 여러 가지 알칼로이드 등 유효 성분을 함유하고 있다.

- ▶**보건효능** 간을 보양하고 청열해독하며 항균소염작용이 있다. 습열을 치료하고 황달에 좋다. 이질을 예방, 치료하고 장염을 예방하며 피부 가려움증을 치료한다.

- ▶**약리작용** 고삼은 급성전염성간염, 만성B형간염, 간경화 및 간복수를 동반한 환자들에게 아주 좋은 효과가 있다. 특히 이뇨 효과가 뚜렷하며 황달의 해소를 가속화시킨다. 지속적으로 복용하면 간이 부은 증상도 천천히 정상으로 회복할 수 있다.

- •**힌트** 고삼은 중추신경의 과도한 흥분을 일으켜 호흡경련과 마비를 초래할 수 있다. 때문에 매일 처방량은 15g을 초과하지 말아야 한다. 약을 쓰기 전에 반드시 의사의 자문을 받고 의사의 처방에 따라 사용해야 한다.

  고삼은 깨끗하고 색이 백황색이며 맛이 쓴 것이 좋다.

고삼은 쓰고 차며 위를 상하게 하고 음을 상하게 하므로 비위가 차고 약한 사람과 음허와 진액이 상한 자는 조심히 사용해야 한다.

03 작약

▶ **별명** 목작약, 홍작약, 구린 모란 근, 삼황자, 야작약

• **성미귀경** 맛이 쓰고 성질이 약간 차며 간경에 속한다.

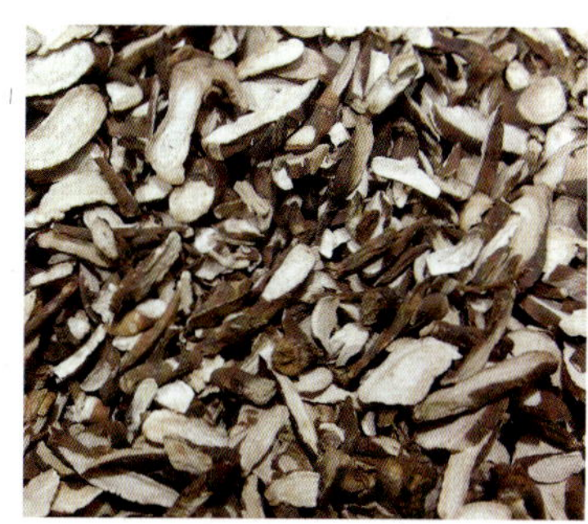

작약의 약용 부위는 뿌리이다. 작약의 뿌리에는 파에오니플로린 (Paeoniflorin), 휘발유, 탄닌산 등 여러 가지 성분이 함유되어 있다. 여러 가지 병원미생물에 모두 일정한 정도의 제어 효과가 있다. 때문에 상용약재라고 할 수 있다.

▶ **보건효능** 간을 보양하며 청열냉혈작용이 있다. 어혈을 풀고 통증을 해소하며 관상동맥을 확장시키고 산소 결핍을 이겨내는 능력을 향상시킨다. 혈소판 응집을 조절하고 혈전을 막으며 심근의 혈액결핍을 막으며 미세순환을 개선하고 혈압을 낮춘다. 마음을 안정시키고 소염진통작용을 하며 실신을 방지하고 궤양을 예방한다.

▶ **약리작용** 임상연구에 의하면 작약은 중증황달형 간염에 치료 효과가 크다고 한다. 중증황달형 간염의 증상은 어혈과 혈액이 뜨겁다. 작약은 냉혈, 혈액순환 개선, 혈관을 확장해 준다. 그리고 간장의 미세순환을 개선하고 간에 담즙이 축적되는 현상을 경감시켜 간 질환자들의 치료에 매우 좋은 효과가 있다.

• **힌트** 작약의 표면은 적갈색을 띠고 있다. 가로 껍질에 구멍이 돌출되

어 있으며 뿌리 흔적이 세로로 깊게 주름져 있다. 단면은 평평하고 색이 분백색이거나 분홍색이다. 분말 입자가 큰 것이 좋다. 적작약을 보존할 때에는 통풍이 잘 되고 건조한 곳에 보관해야 한다.

04 호장

▶ **별명** 대충장, 고장, 산장, 반장, 고장근, 두우석, 산통순

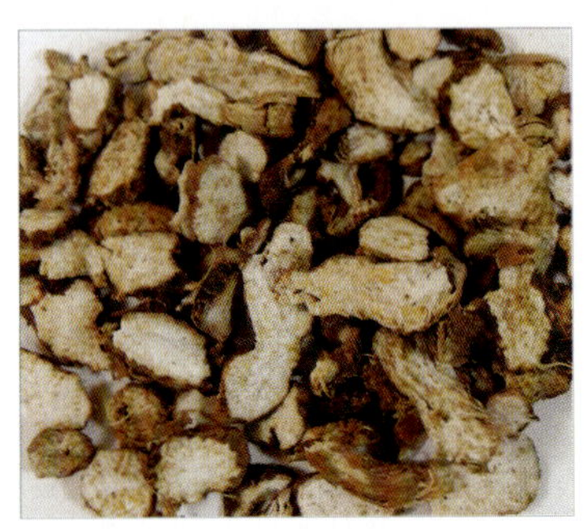

• **성미귀경** 맛이 약간 쓰고 성질은 약간 차며 간, 담, 폐경에 속한다.

호장은 아주 좋은 약식 재료이다. 호장의 연한 줄기는 채소로 식용할 수 있다. 뿌리는 즙을 내어 마실 수 있는데 차게 하여 마시면 맛이 아주 좋다. 흔히 '냉음자'라고 한다. 성질이 시원하고 더위를 퇴치하는 차다. 액즙은 쌀국수에 넣어 간을 맞추면 맛이 독특해진다. 간을 맞춘 쌀국수는 약간 신맛이 나는데 이 때문에 또 '신탕간'이라고도 한다.

▶ **보건효능** 간을 보호하고 보양하며 청열해독한다. 또한 습기를 제거하고 황달을 해소하며 어혈을 풀어주고 통증을 해소한다. 혈액순환을 돕고 가래를 삭히고 기침을 멎게 한다. 항균, 항바이러스작용을 하고 혈당과 혈액지질을 낮추는 작용을 한다.

▶ **약리작용** 호장은 간병의 예방과 치료에 아주 좋은 효과를 보인다. 호장을 달인 탕제는 간세포의 재생을 촉진시킨다. 또한 간의 염증을 경감시켜 간 기능이 정상적으로 회복되게 해주고 황달을 해소한다.

• **힌트** 달여서 복용하는데 매일 권장하는 복용량은 9~15g이다.

호장은 굵고 튼튼하며 건실하며 단면의 색깔이 황색인 것이 좋다.

호장이 함유하고 있는 탄닌산은 비타민B군을 만나면 결합한다. 장기간 많은 양의 호장을 복용하려면 비타민B군을 적정량 보충해야 한다.

05 인삼

▶ **별명** 인함, 귀개, 지정

• **성미귀경** 맛이 달며 약간 쓰고 성질은 약간 따뜻하며 비장, 폐경에 속한다.

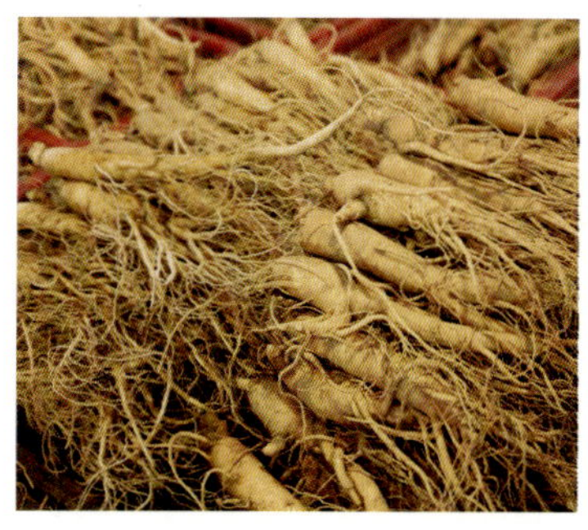

　인삼의 종류는 아주 많다. 야생인삼과 인공 재배한 원삼으로 나뉜다. 그중 야생인삼은 국가일급 보호품종으로서 아주 희소하며 보양에 가장 좋다. 인삼은 소화액의 분비를 촉진시켜 배가 붓고 설사하고 구토하는 등 비위가 약한 증상을 개선한다. 또한 인삼은 위통을 해소하고 식욕을 증가시키며 배변을 정상적으로 할 수 있게 한다.

▶**보건효능** 간을 보양하고 보호하며 원기를 돕고 비장과 폐를 보양하고 갈증을 해소하며 정신을 안정시키고 지력을 증진시킨다.

▶**약리작용** 인삼은 간 조직의 재생을 촉진시킨다. 또한 여러 가지 바이러스성 간 손상을 막아주고 간 단백질과 핵산의 합성을 촉진시켜 급성간염이 만성간염으로 전화되는 것을 방지한다. 인삼은 또 피로를 해소하고 산소 결핍을 막아준다. 인삼은 강심, 강혈액지질, 진정, 항암 등 작용이 있다. 연구에 의하면 인삼은 인체가 암세포에 대한 저항력을 향상시켜 준다. 인삼은 환자의 신체 상황을 개선하며 암세포의 확산과 전이를 막고 간암 환자에게 치료 효과가 크다.

- **힌트** 인삼은 여로, 조각(쥐엄나무 열매인 협과), 오령지와 함께 복용하면 안 된다.

   인삼을 복용하는 기간에는 무를 먹지 말아야 하고 차도 마시지 말아야 한다.

06 삼칠

▶ **별명** 개화삼칠, 인삼삼칠, 전칠, 금부환, 반용칠

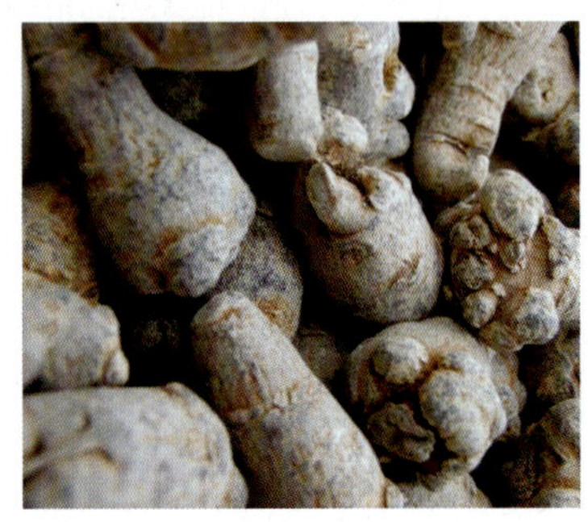

- **성미귀경** 맛이 달고 약간 쓰며 성질이 따뜻하고 간, 위경에 속한다. 삼칠은 지혈, 어혈을 풀고 부종을 해소하며 통증을 해소하는 효능이 있다. 지금까지 여러 가지 혈증과 타박상에 사용해 왔다. 임상에서는 각혈, 토혈, 혈변 등 증상을 치료한다. 소수의 환자가 복용하면 메스껍고 구토하는 증상이 나타난다. 때문에 약을 쓰기 전에 반드시 의사에게 문의한 다음 자신의 체질에 맞게 사용해야 한다.

▶ **보건효능** 간장을 보호하고 혈관을 확장시켜 준다. 진통, 피로를 해소하며 기억력을 향상시킨다. 소염작용을 하며 면역력을 강화하고 종양을 막아준다. 노화를 지연시키고 항산화작용을 하며 혈액지질을 낮춘다.

▶ **약리작용** 삼칠은 급성 간 손상을 개선해 준다. 황달을 해소하며 담즙 분비를 도우며 간장 단백질대사와 간 기능 전반을 개선한다. 간세포 염증을 해소하고 간세포 괴사를 방지하여 중증간염 환자의 생존율을 높여준다.

- **힌트** 빈혈, 혈열, 출혈 환자에게는 사용하지 말아야 한다.

삼칠 알레르기가 있는 사람에게는 사용하지 말아야 한다.

기혈이 허하여 생기는 월경통, 월경실조 등의 증상이 있는 여성은 먹지 말아야 한다.

07 민들레

▶ **별명** 황화지정

• **성미귀경** 맛이 달고 성질이 차며 폐, 위, 심경에 속한다.

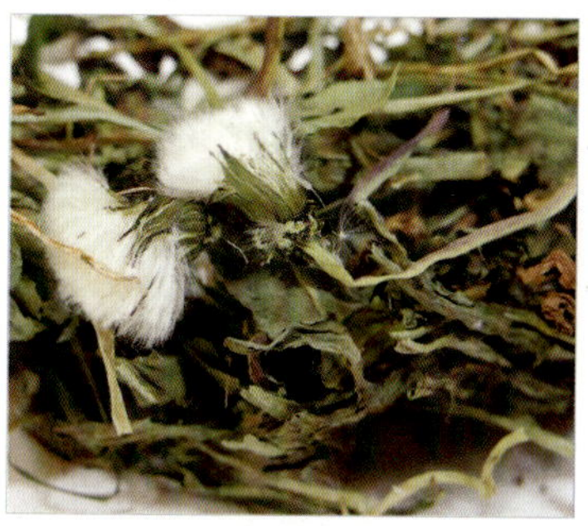

민들레는 화농성 유선염을 치료하는데 효과가 큰 약재이다. 현대의학이 증명하다시피 민들레는 금황색포도상구균, 카타구균 등에 뚜렷한 제어효과가 있어서 '천연항생제'라고 불린다. 민들레는 열독을 해소하며 악성 결핵을 치유한다. 정체된 기를 풀어주며 모든 독충과 독사에 물린 상처를 치료한다. 또한 민들레는 위를 건강하게 하고 젖을 나게 하며 신체를 강건하게 만들고 암을 예방하고 치료한다.

▶ **보건효능** 간을 보양하고 담낭에 이로우며 눈을 맑게 한다. 청열해독하며 부종을 내리고 기력을 도우며 음허를 보양한다.

▶ **약리작용** 민들레는 청열해독, 이뇨작용, 뭉친 것을 풀어주며 습기를 없애는 효능이 있다. 습열황달을 치료하는 데 사용된다. 임상실험이 증명하다시피 민들레는 간세포지방의 성질 변화를 경감시키는 작용을 하며 간 손상을 막으므로 간에 좋은 효과가 있다.

• **힌트** 민들레는 부작용이 적지만 대량 복용하면 구토, 위 발열, 복부 불편 등 증상이 있다. 일반적으로 하루 60g을 초과하면 안 된다.

다른 종류의 민들레는 치료 효과는 거의 비슷하지만 약리작용이 다르기 때문에 함께 섞어 쓰면 안 된다.

08 복령

▶ **별명** 운령, 복령개, 복령피, 복령덩어리, 적복령, 백복령

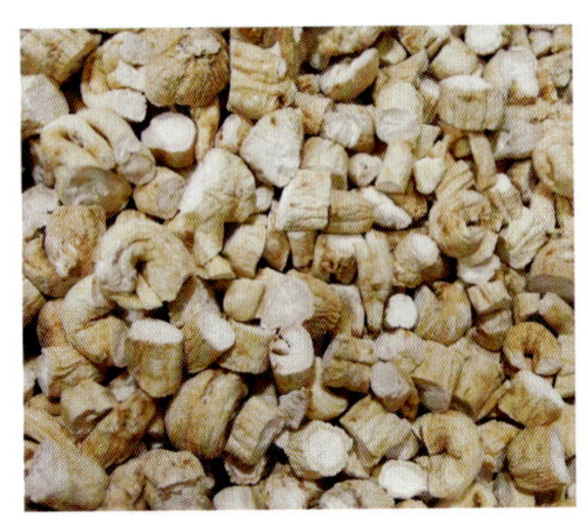

• **성미귀경** 맛이 달고 담백하며 성질이 평하고 심, 비장, 신장경에 속한다.

복령은 이수침습의 중요한 약재이다. 또한 복령은 비장을 튼튼히 하고 마음을 안정시키는 작용을 한다. 청나라 말기의 자희태후는 여러 가지 산해진미를 먹고 있었으나 특히 '복령떡'을 선호했다고 한다. 이후 복령떡은 청나라 말기의 수도에서 유명한 요리 중 하나가 되었다.

▶ **보건효능** 간을 보양하고 보호하며 비장을 튼튼히 하고 마음을 안정시키며 이수침습 작용을 한다.

▶ **약리작용** 복령은 고급건강보조식품이다. 생리 현상을 활성화시키고 인체의 면역 계통을 자극하여 인터페론을 생기게 한다. 간접적으로는 항바이러스, 항종양, 화학약물치료의 부작용을 경감시키는 작용을 한다. 또한 복령은 복강대식세포의 삼키는 기능을 증가시켜 간을 보호하는 효과를 누릴 수 있다. 복령은 또한 이뇨작용이 뛰어나고 간 손상을 방지하는 효과도 뛰어나다. 임상에서는 주로 급, 만성간염을 치료하는 데 쓰인다.

• **힌트** 음허습열, 허약하고 몸이 차며 유정을 하는 이는 삼가야 한다. 또

한 기가 약하여 내장하수가 있는 사람은 삼가야 한다.

　백출과 복령을 배합하여 쓰면 비장이 허하여 생기는 사지부종, 소변이 짧고 적은 증상에 아주 좋은 효과가 있다.

09 감초

▶ **별명** 국노, 국노초, 밀초, 밀감, 미초, 봉초, 첨감초

• **성미귀경** 맛이 달고 성질이 평하며 심, 폐, 비장, 위경에 속한다.

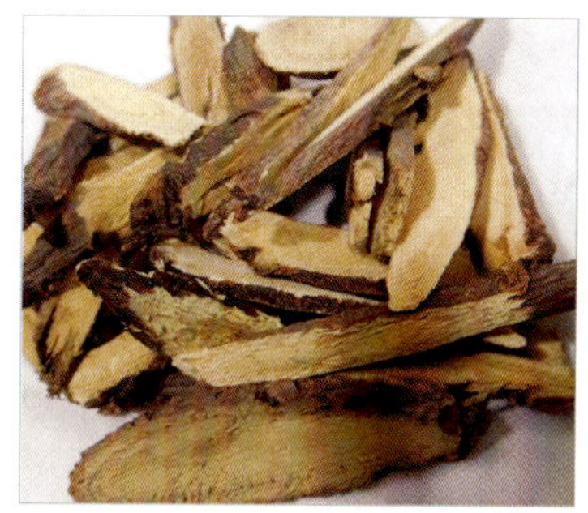

　감초는 매우 신기한 약물이다. 감초는 여러 약재를 조화시키는 효능을 가지고 있어 '군자는 아니지만 군자처럼 떠받드는 약'이라고 불리고 있다. 감초는 강력한 약의 열성을 완화시키고, 약효를 잃지 않으며 약의 독을 해소하며 기타 약물의 부작용을 경감시키는 효과를 가지고 있다. 『본초비요』에서는 감초는 '12경을 통하게 하고 백 가지 독을 해소하는 약'이라고 서술하고 있다. 『본초소증』에서는 감초를 '날것으로 쓰는 것과 구워서 쓰는 것은 다른데 대개 사악한 기운을 몰아내고 손상을 치료하며 독을 해소하는 작용으로 쓸 때는 날것으로 쓰고 약한 것을 보하고 갈증을 해소하는 작용으로 쓸 때는 구워서 쓴다'라고 기술해 놓았다.

▶ **보건효능** 열을 내리고 간화를 내리며 양기를 보충한다. 또한 폐를 윤활하게 하고 기침을 멎게 한다. 가래를 삭히고 구취를 예방하고 치료한다.

▶ **약리작용** 감초는 약물을 활성화시키는 작용을 한다. 간 손상을 막고

간 섬유의 증식을 방지하며 간경화의 발생 확률을 낮춘다. 또한 부은 간을 회복되게 하며 황달을 해소한다. 게다가 감초는 간염을 예방하고 담즙침적형 간염에도 효과가 뛰어나다.

• **힌트** 비록 감초는 독 부작용이 극히 적으나 장기간 대량으로 사용하면 혹간 부종이 생기고 혈압이 높아지며 칼륨 함량이 낮아지는 등 증상이 있다.

감초를 고를 때는 껍질이 얇고 붉은 색을 띠며 곧고 맛이 단 것이 좋다.

10 동충하초

▶ **별명** 충초

• **성미귀경** 맛이 달고 성질이 평하며 폐, 신장경에 속한다.

동충하초는 우리나라에서 전통적으로 귀한 보약재이다. 천연 인삼, 녹용과 함께 3대 자양강장식품으로 명성을 날리고 있다. 성질이 온화하고 약용 가치가 아주 넓다. 예

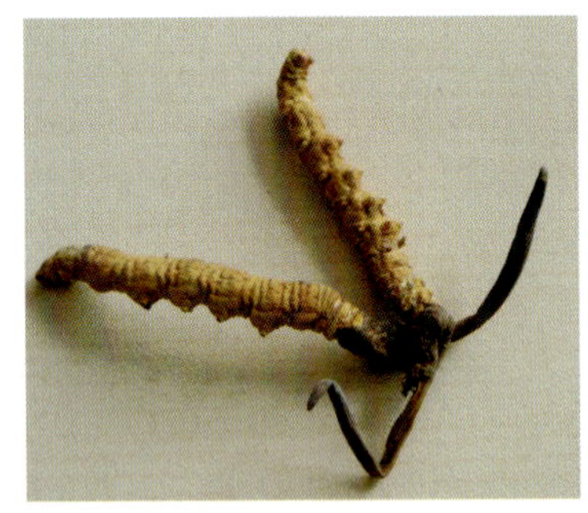

를 들면 항종양, 유기체의 면역력 조절, 심혈관 조절, 노화 지연, 산소 결핍에 대한 저항능력 향상, 항신장손상과 항병원미생물 등 작용이 있다. 또한 동충하초는 뛰어난 약리작용과 효과로 국내외에 명성이 높다.

▶ **보건효능** 간장과 신장을 보양하며 폐를 보양하고 기침을 멎게 한다. 지혈과 가래를 해소하며 자양강장한다. 음허를 보하고 신장을 보양하며 기력을 돕고 혈액순환을 촉진시키며 통증을 해소한다.

▶**약리작용** 간 질환을 치료하는 효능에서 동충하초는 항종양, 항균, 진정, 면역력 향상 등으로 간기능 개선작용을 한다.

• **힌트** 동충하초는 보약재로서 특별한 금기사항은 없다. 오랫동안 기침을 하고 천식증상을 치료한다. 그러나 풍한으로 인한 감기, 기침에는 적용되지 않는다.

　동충하초는 벌레의 몸체가 짙은 황색으로서 등에는 많은 가로무늬가 있으며 복부에는 8쌍의 발이 있으며 밑부분은 회갈색이나 흑갈색이며 밑부분 절단면에는 구멍이 있고 버섯 향이 나는 것이 좋다.

11 단삼

▶**별명** 홍근, 활백근, 양유, 자범삼, 적삼, 목양유, 축마, 분마초

• **성미귀경** 맛이 쓰고 성질은 약간 차며 심장, 심포, 간경에 속한다.

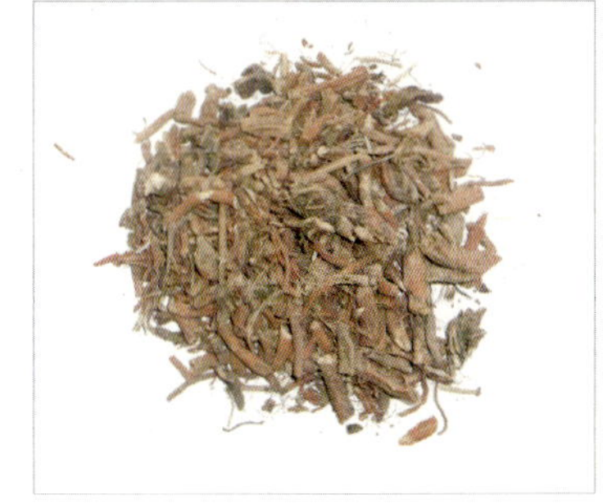

　단삼에는 비타민E 등 영양물질이 함유되어 있다. 혈액지질을 낮추고 아테롬성 동맥경화의 형성을 방지하는 데 효과가 크다. 단삼은 인체의 면역력을 강화하고 혈당을 낮추며 결핵간균을 제어하는 등 여러 가지 세균을 제어하는 작용을 한다.

▶**보건효능** 간세포의 성질을 변화시키고 괴사하는 현상을 막아준다. 혈액순환을 촉진시키고 경락을 통하게 하며 어혈을 해소한다. 혈액을 냉각시키고 통증을 해소하며 마음을 가라앉혀 불안을 해소한다. 혈액을 보양하고 정신을 안정시킨다. 관상동맥을 확장시키고 심율을 조절하며 미세순환을 개선한다.

▶**약리작용** 단삼은 급, 만성간염의 손상을 낮추고 급성중독성간염에 해독작용이 있다. 중독세포의 부종을 해소하며 간세포의 재생을 촉진시킨다. 또한 효과적으로 간경화 증상을 개선한다. 만성간염이 간경화로 전화되는 것을 지연시키거나 차단하는 작용도 한다.

또한 단삼은 B형간염의 표면항원을 제어하는 작용을 하여 면역의 쌍방향 조절을 실현한다.

• **힌트** 단삼은 여로와 함께 복용해서는 안 된다. 자주 출혈이 있고 피가 멎지 않는 사람은 단삼을 복용해서는 안 된다.

12 시호

▶**별명** 지훈, 자호, 산채, 여초, 시초

• **성미귀경** 맛이 쓰고 매우며 성질은 약간 차고 간, 담경에 속한다.

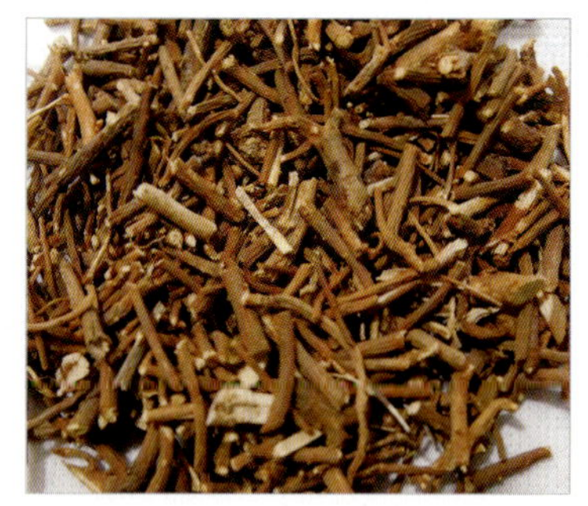

시호는 간을 소통시키고 우울을 해소하는 효능이 있다. 또한 시호는 용골, 굴, 복령 등과 함께 탕을 끓여 마시면 신경흥분, 실색, 불면, 두통, 눈이 침침하며 가슴이 뛰는 증상 등 특히 체질이 허약한 사람에게 효과가 크다.

▶**보건효능** 시호는 간을 소통시키고 양기를 도우며 열을 해소하고 혈액 지질을 낮춘다.

▶**약리작용** 시호는 소양에 나쁜 기운이 침입한 증상에 효과를 발휘한다. 간기가 뭉치고 기가 허하여 내장이 하수되는 등 증상에도 효과가 있다. 간염바이러스로 인한 세포병리적 변화에 저항하며 염증반응해소를 촉진시키고 간염바이러스를 제어하고 제거한다. 또한 시호는 간

내의 단백질의 합성을 증가하고 단백질 갱신과 간세포 재생을 도와 간기능의 회복을 촉진시킨다. 또한 시호는 섬유증식작용을 뚜렷하게 제어하며 간경화의 발생을 방지하며 콜레스테롤을 낮추고 지방간 증세를 개선한다.

- **힌트** 시호는 독성은 적지만 대량으로 복용하면 부작용이 있다. 강렬한 전신의 권태나 수족과 얼굴이 붓고 위장 활동이 지장을 받으며 변비, 식욕부진, 배가 붓는 등의 증상이 나타난다.

13 백출

▶ **별명** 어출

- **성미귀경** 맛이 쓰고 달며 성질은 따뜻하고 비장, 위경에 속한다.

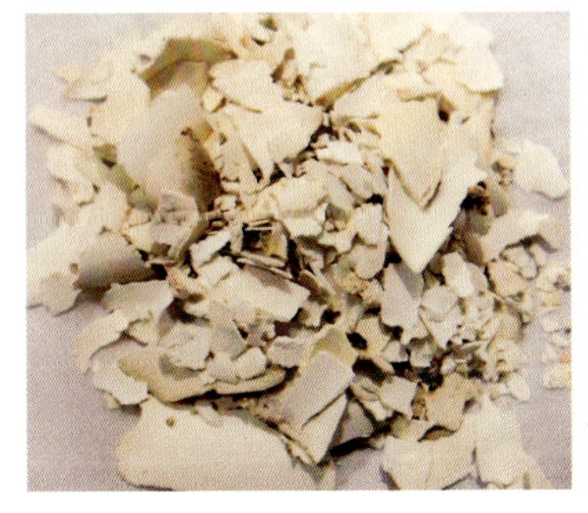

백출의 약용 부위는 뿌리와 줄기이다. 백출과 복용간분을 함께 볶고 흙을 가려내면 '흙에 볶은 백출'이 되며 흑갈색이 될 때까지 볶으면 '탄 백출'이 된다. 건조하고 습하며 이수작용이 있는 곳에는 '생백출'을 사용한다. 기력을 보하고 비장을 튼튼하게 하는 데에는 '볶은 백출'을 사용한다. 비장을 튼튼하게 하고 설사를 막는 데는 '탄 백출'을 사용한다.

▶ **보건효능** 비장을 보하고 간에 이롭다. 조습이수하고 땀을 멎게 한다. 안태작용을 하며 한습설사를 치료한다. 기력을 돕고 폐를 보하며 마음을 안정시키고 설사를 멎게 한다. 월경통을 치료하며 다이어트에도 효과가 있다.

▶ **약리작용** 백출 추출물은 간 손상에 보호 작용을 한다. 간경화 치료에

도 쓰인다. 백출은 간 복수에도 효과가 있다. 복수와 복막공의 흡수 기능은 밀접한 연관이 있는데 백출은 복막공을 제어하므로 복수해소 작용이 뛰어나다. 현대의학에서 백출은 종양세포의 증식을 낮추고 종양조직의 침습의 위험을 낮추어 준다고 보고하고 있다. 즉 백출은 유기체의 항종양 반응 능력을 향상시키고 간경화가 간암으로 발전하는 확률을 감소시킨다.

- **힌트** 진액이 소모되고 갈증이 심하고 음허내열 환자는 백출을 복용하지 말아야 한다. 백출은 복숭아, 자두, 마늘, 토복령과 함께 복용하지 말아야 한다. 이들 식재료와 함께 복용하면 효과가 감소하게 된다.

14 당귀

▶ **별명** 민당귀, 진당귀

- **성미귀경** 맛이 달고 매우며 성질은 따뜻하고 간, 심장, 폐경에 속한다.

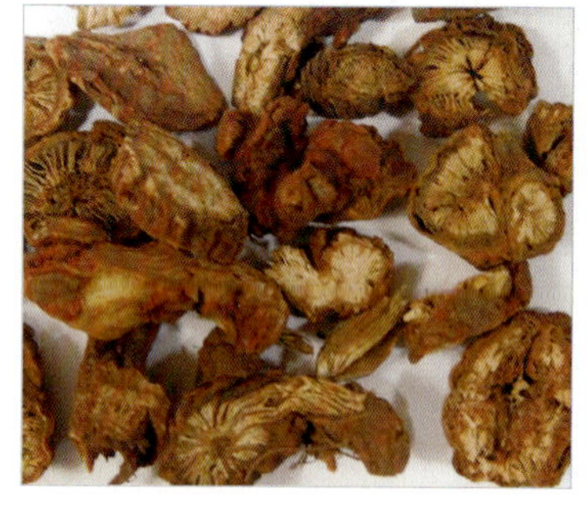

   당귀의 약용 부위는 뿌리이다. 현대의학이 발견하다시피 당귀중에는 리구스틸라이드(ligustilide), 당귀케톤, 당귀다당, 페룰산, 비타민A, 비타민B12, 비타민E와 여러 가지 아미노산 등이 함유되어 있다. 보건과 약용 가치가 아주 높은 약재이다.

▶ **보건효능** 간장을 보호하고 월경을 조절하며 통증을 해소한다. 장을 윤활하게 하여 변을 통하게 하며 온중보혈작용을 하며 풍습을 제거한다. 또한 근골을 단단하게 하며 정신을 안정시키고 색소성 피부병을 치료하고 머리카락을 보호한다.

▶**약리작용** 현대의학의 연구에서 당귀는 독물의 영향을 받아 손상을 입은 간세포를 보호하고 간장을 보호하여 글리코겐의 함량을 회복하며 심지어 간세포막을 정상으로 회복시켜 준다고 보고되어 있다. 간 질환자들에게는 치료 효과가 큰 약재이다.

• **힌트** 당귀의 치료 효과는 사용 부위에 따라 다르다. 달이는 시간에 따라 약리 효과의 차이가 나기도 한다. 예를 들어 당귀 머리 부분은 보혈작용이 가장 우수하다. 당귀 몸체는 양혈작용이 있고 꼬리 부분은 혈액의 운행에 도움이 된다. 전체적으로는 보혈작용과 혈액순환 촉진작용을 겸비하고 있다. 50분 정도 당귀를 달이면 자궁수축을 돕는다. 하지만 50분보다 적게 달이거나 그 이상의 시간을 달이면 자궁을 느슨하게 하는데 도움이 된다. 때문에 당귀를 사용할 때 특히 주의하여야 한다.

15 영지버섯

▶**별명** 삼수, 영지초

• **성미귀경** 맛이 달고 성질은 평하며 폐, 심장, 비장, 신장경에 속한다.

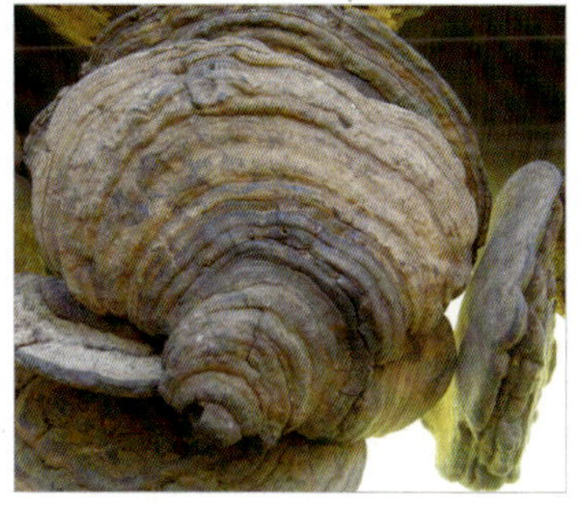

영지버섯의 약용 부위는 균모자와 자루 부분의 실체이다. 마음을 안정시키는 상용약재 중 하나이다. 영지버섯은 기혈을 채워준다. 오랜 병에 체질이 허약하고 맥이 없으며 식욕이 감퇴하는 등 증상에 사용한다. 영지버섯은 자양강장, 신체 면역력을 강화하고 통합하는 작용을 하는 진귀한 약재이다.

▶**보건효능** 간을 보양하고 보호하며 음허를 보양하고 진액을 만들며 마음을 안정시킨다. 신경계통의 기능을 강화하는 한편, 면역 기능의 균형을 잡아주고 내분비를 조절하여 갑상선 항진을 치료하고 혈액지질과 혈당을 낮춘다.

▶**약리작용** 임상치료에서 영지는 중독성 간염의 손상을 경감시켜 준다. 또한 간장의 해독 기능을 향상시키며 간장의 재생능력을 촉진시킨다. 간장의 지방 축적을 낮추며 지방간 증세를 경감시키고, 백혈구의 증가를 촉진시키며 세포면역과 체액면역에 모두 영향을 준다. 또한 영지는 급성간염의 치료에 사용할 때 황달, 메스꺼움, 식욕부진, 배가 붓는 등 증상을 해소한다. 만성간염에 대해서는 환자의 신체가 약하여 힘이 없으며 간 부위가 아픈 증상을 개선한다.

• **힌트** 일일 섭취 적정량은 10~30g이다. 영지는 껍질이 단단하고 적갈색이고 균모자가 담황색 혹은 금황색인 것이 가장 좋다.

16 별갑(자라)

▶ **별명** 상갑, 별갑

• **성미귀경** 맛이 짜며 성질은 차고 간, 신장경에 속한다.

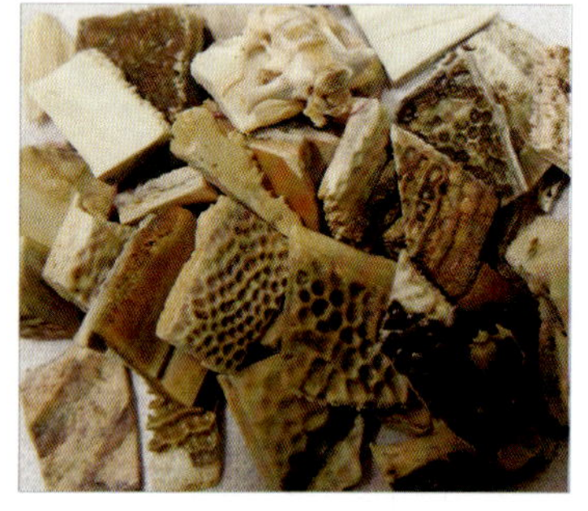

별갑은 결체조직의 증식을 제어하고 면역력을 향상시키는 기능이 있다. 음이 허한 환자는 별갑을 복용하여 저항력을 높일 수 있다. 간과 신장을 보양하고 항체의 작용 시간을 연장하는 목적에 이른다. 현대약리연구에 의하면 별갑은 혈장단백의 함량을 향상시키는 기능을 가진 것으로 보고되어 있다. 따라서

암 환자가 복용하는 약재로서 적합하고 환자의 수명 연장 효과도 있다.

▶**보건효능** 간화를 내리고 음양을 보하고 양위를 치료한다. 피로를 해소하며 신장을 보하고 갑상선항진을 치료한다. 혈액순환을 촉진시키고 눈을 밝게 하며 여성의 폐경을 치료하고 경락을 통하게 한다.

▶**약리작용** 별갑은 간화를 내리고 간의 음허를 보양하고 간혈을 보하며 간열을 낮추는 효과가 있다. 별갑을 달여 만든 별갑교는 단백질, 교질, 비타민 등 성분이 함유되어 있다. 음허를 보하고 뭉친 것을 풀어주며 근골을 강건하게 한다. 또한 폐결핵의 열을 해소하며 어혈을 풀고 부종을 내리며 간경화, 허약하고 과로로 인한 답답하고 더운 증상, 배에 단단한 덩어리가 있는 등 증세에 치료 효과가 크다.

• **힌트** 별갑은 갑각류 약물로서 약의 효력이 쉽게 달여 나오질 않는다. 약재를 복용하려면 깨서 우선 한 시간 정도 달여야 한다.

별갑은 성질이 차므로 비위가 허하고 차며 식욕부진, 대변이 무른 사람에게는 사용하지 말아야 한다.

17 구기자

▶**별명** 서구기, 중녕구기, 산구기
• **성미귀경** 맛이 달고 성질은 평하며 간, 신장, 폐경에 속한다.

구기자는 색깔이 붉고 맛이 달며 베타인, 다당, 굵은 지방, 굵은 단백질, β-카로틴, 비타민A, 비타민C, 비타민B1, 비타민B2, 칼슘, 철, 인, 아연, 리놀레산 등 여러 가지

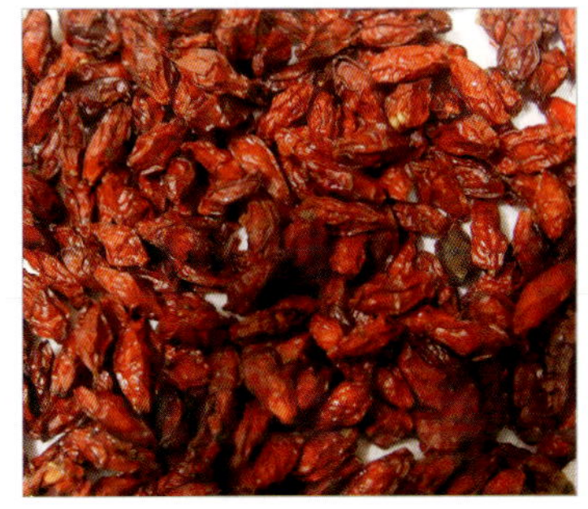

영양 성분이 함유되어 있다. 간을 보하고 신장에 이로운 중약이다.

▶ **보건효능** 간을 보양하고 눈을 맑게 하며 신장을 튼튼하게 한다. 정력에 도움이 되며 근골을 단단하게 한다. 폐를 원활하게 하고 기침을 멎게 한다. 면역력을 향상시키고 노화를 방지하며 조혈 기능을 증진시켜 준다. 양위를 치료하며 신체를 건강하게 하고 혈액지질을 낮추며 심장을 보하고 혈당을 낮춘다.

▶ **약리작용** 구기자는 간을 보양하고 보호하는 기능이 있다. 간과 신장의 음허로 인한 허리와 무릎이 아프고 나른한 증상, 머리와 눈이 어지럽고 눈이 혼탁해지고 눈물이 많은 증상을 치료하는 데 쓰인다. 간과 신장이 약하고 음혈 부족으로 인한 낯빛이 어둡고 노랗고 머리가 하얗게 새고 불면과 꿈이 많은 증상에 효과가 크다. 중의학에서는 구기자는 여러 영양 성분을 함유하고 있어서 혈액순환을 촉진시키고 아테롬성 동맥경화를 예방하며 지방이 간에 쌓여 지방간을 일으키는 것을 방지하는 약재로 알려져 있다.

• **힌트** 성인의 일일 사용량은 20g 정도이며 그 이상을 복용하면 안 된다. 비위가 허약하며 대변이 무른 자는 많이 복용하지 말아야 힌다. 또한 비장이 약하고 설사하는 사람에게는 사용하지 않는다.

18 국화

▶ **별명** 국화, 추국, 9월국, 일정, 구화

• **성미귀경** 맛이 맵고 달고 쓰며 성질은 약간 차고 폐, 간경에 속한다. 국화는 스테비오사이드, 비타민 B4, 아미노산 등을 함유하고 있다.

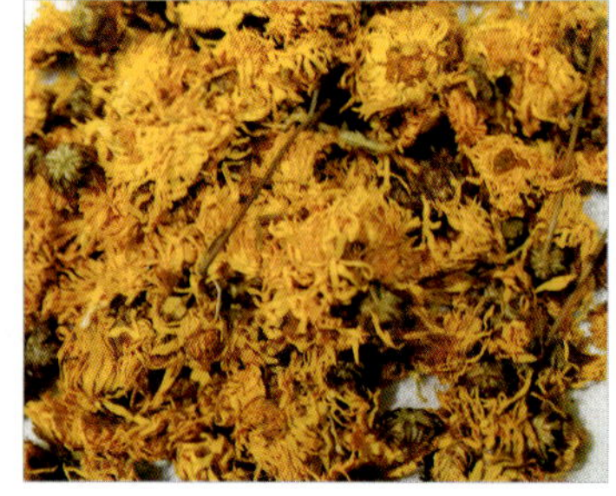

중추신경을 진정시키고 신경성 두통, 머리가 어지러운 증상, 불면, 심계항진 등의 증상을 개선하는 효과가 있다. 국화는 또 외주혈관을 확장시키며 혈압을 낮춘다. 때문에 아테롬성 동맥경화, 고지혈, 고혈압, 조기두통 환자도 국화를 복용할 수 있다. 국화베개를 사용하면 잠이 잘 오고 진정작용도 있다.

▶ **보건효능** 눈을 맑게 하고 청열해독 기능이 있다. 어혈을 풀고 지방을 제거하며 혈압을 낮추어 서늘하게 해준다. 몸을 가볍게 해주어 다이어트 효과를 발휘하게 하는데, 이는 혈액지질을 낮추기 때문이다.

▶ **약리작용** 중의학 연구에 의하면 국화에는 눈을 맑게 하고 간양을 고르게 하며 해독하는 기능이 있어 간 질환자들에게 아주 좋은 약재이다. 또한 국화는 어혈을 풀고 지방을 해소하는 기능을 한다. 국화는 간장에 침적된 지방을 효과적으로 제거하여 지방간을 예방하는 작용을 한다.

• **힌트** 중약용 국화와 들국화는 약의 성질에서 매우 큰 차이가 난다. 들국화는 적은 독성이 있다. 복용 후 식욕부진, 복통, 설사 등 불편한 증상이 나타난다. 때문에 잘못 복용해서는 안 된다.

19 백화사설초

▶ **별명** 사설초

• **성미귀경** 맛이 쓰고 달며 성질은 따뜻하며 심장, 간, 비장삼경에 속한다.

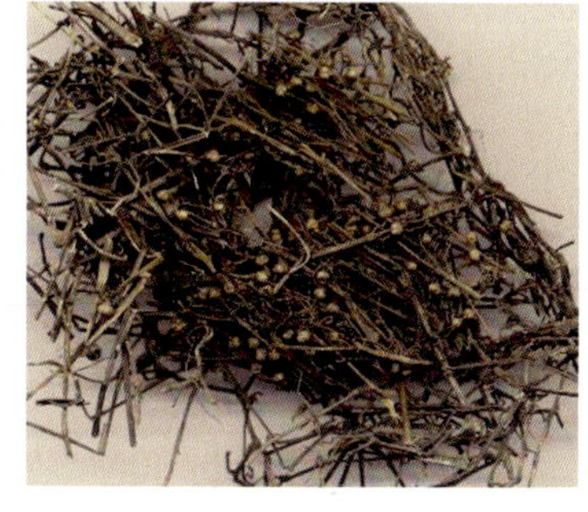

백화사설초는 따뜻하고 습한 환경에서 자란다. 폐열 천식과 기침, 인후가 붓고 통증이 있는 질환에 좋다. 또한 장 독창, 종기, 독사에게 물린 상처 등에도 치료 효과가 크다.

▶**보건효능** 간을 보양하고 보호하며 항암 작용이 있다. 면역력을 향상시키고 항균소염, 청열해독, 이뇨, 부종 해소, 지통, 혈액순환 개선 등 작용이 있다.

▶**약리작용** 백화사설초는 황달, 간염, 간암 등을 치료하는 데 쓰인다. 근대의학 연구에 의하면 백화사설초는 암세포에 뚜렷한 제어작용이 있다고 보고되어 있다. 인체가 금황색포도상구균의 삼키는 기능을 강화시키며 부신피질의 기능을 강화할 수 있다. 또한 백화사설초는 복수형 간암세포의 작용을 제어하는데 현재 다종 악성종양을 치료하는 상용약물이다. 하지만 이 약은 단독으로 사용하는 경우가 아주 적다. 태반은 기타 약재와 배합하여 사용한다. 말기 간암 환자가 백화사설초 성분을 함유한 제제를 복용하면 전신의 증상을 개선하고 면역력을 향상시키는 효과가 있다.

• **힌트** 백화사설초는 다발이 뒤엉켜 있다. 줄기는 가늘고 굽어 있으며 잎이 가늘고 작으며 뱀의 혀와 비슷하다. 색깔은 회녹색이거나 회갈색이며 흙이 없는 것이 좋다.

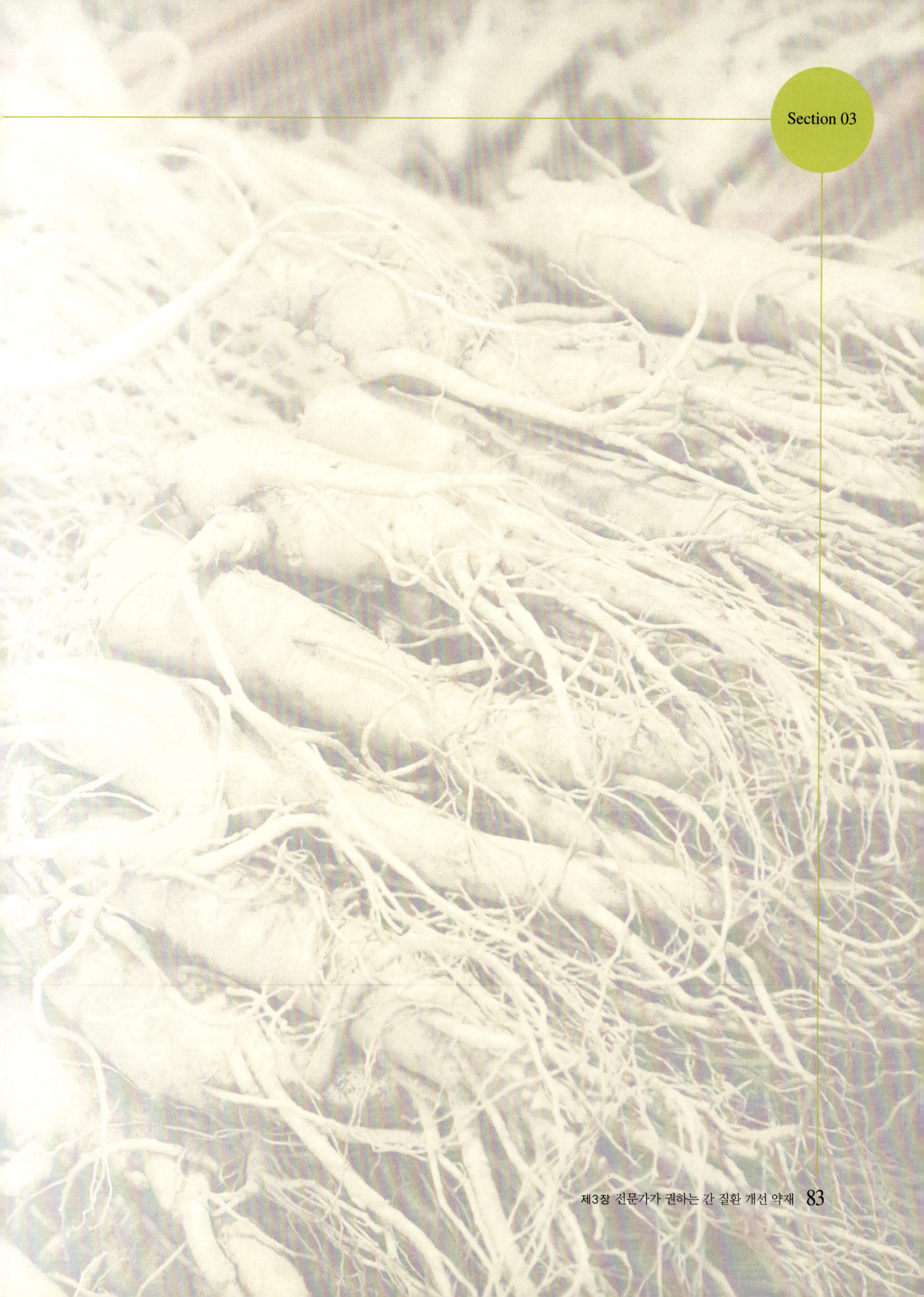

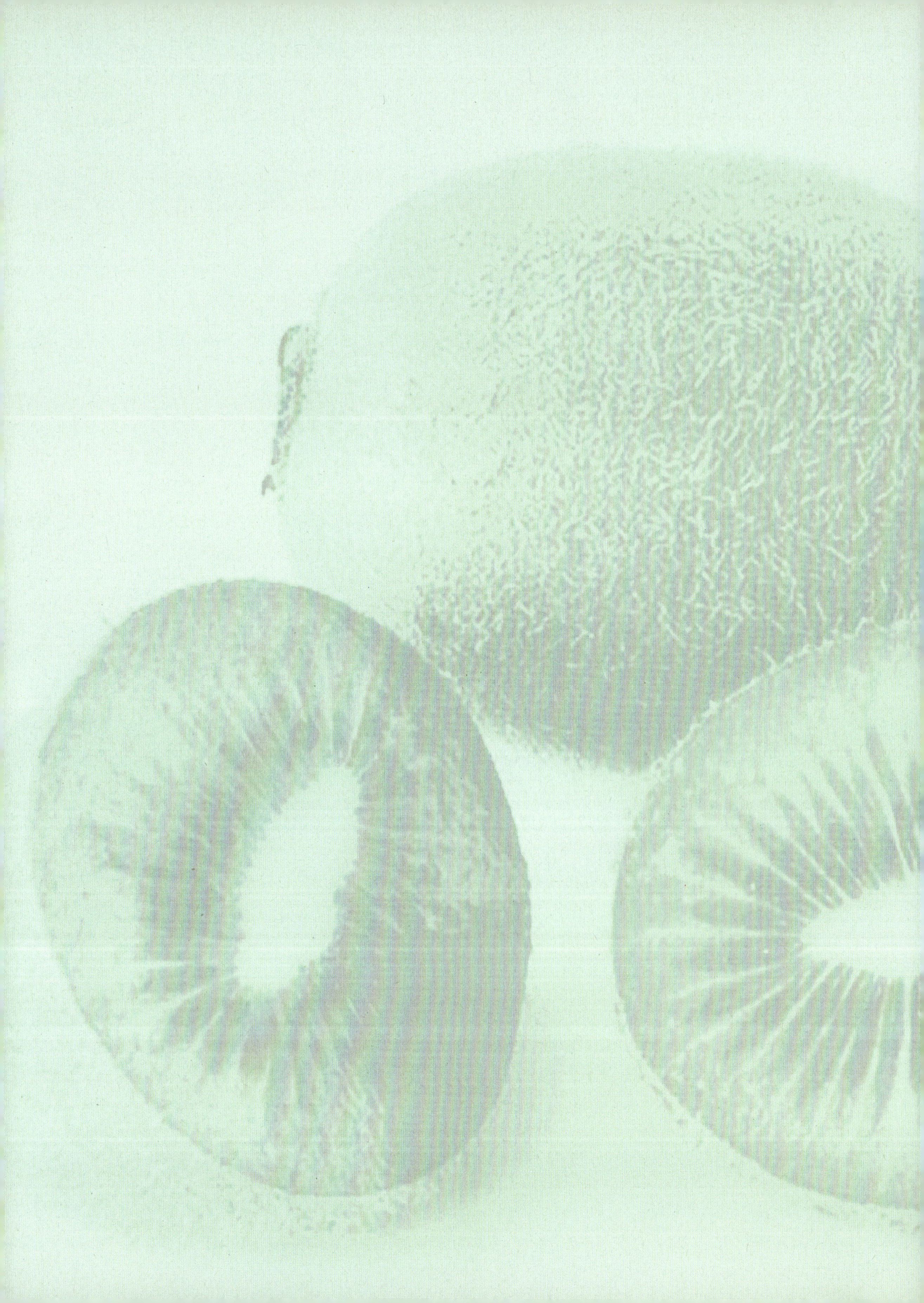

Section

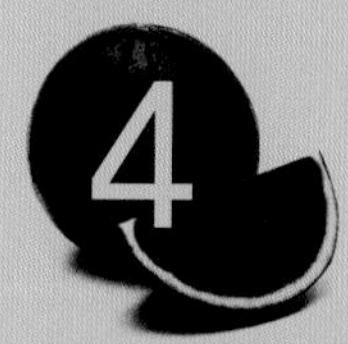

간을 보호하는 9가지 영양소

비타민의 간 보양원리

일반적으로 비타민 결핍증은 간의 병리적 변화에 따른 신체반응이라고 할 수 있다. 왜냐하면 비타민이 인체에 유익한 영양물질로 전화하려면 반드시 먼저 간장의 대사기능에 의거하여야 하기 때문이다. 다시 말하면 간 기능이 일단 퇴화되거나 병리적 변화가 발생하면 비타민대사 기능도 자연히 저하된다.

그러나 간에 병리적 변화가 일어났다고 해서 인체가 완전히 비타민으로부터 오는 영양을 흡수할 수 없는 것은 아니다. 상대적으로 건강한 인군에 비해 대사량이 감소된다는 것이다. 때문에 적당히 풍부한 비타민을 함유한 채소, 과일 등 음식물의 식용량을 늘리면 간 질환자가 비타민을 섭취하는 데 도움이 될 것이다. 그런데 이런 방법은 효과가 늦기 때문에 장기적으로 지속하여야만 된다.

만약 간 질환자가 매일 복합비타민을 한 알씩 복용한다면 적은 노력으로 많은 성과를 올릴 수 있을 것이다. 이는 복합비타민이 효소세포의 분비를 촉진시켜 간세포로 하여금 정상적으로 기능하게끔 도와주며 간장의 에너지전화대사의 과정에서 대체할 수 없는 역할을 수행하기 때문이다. B형간염 보균자는 뚜렷한 증상은 없지만 간세포 중에 어느 정도 염증과 바이러스를 가지고 있으므로 소화력과 흡수력이 매우 떨어진 상태이다. 제때에 여러 가지 비타민을 보충하지 않으면 간세포의 과부하 작동을 초래하여 바이러스와 염증이 더욱더 활동적으로 변해 증상을 악화시킬 수 있다. 때문에 B형간염 보균자도 비타민 섭취를 채소와 과일로만 보충하지 말고 적당히 복합비타민을 복용해야 한다.

01 비타민B군

비타민B군은 비타민B1, 비타민B2, 비타민B6, 비타민B12 등이 포함되어 있으며 이들은 인체를 도와 단백질, 탄수화물을 소화하며 체내의 불필요한 지방을 제거하여 간장의 부담을 덜어주며 동시에 간세포의 재생과 성장을 촉진시켜 세포의 신진대사 기능을 향상시킨다.

▶ **결핍증상**

　◉ 비타민B1 결핍증: 다발성 신경성염, 무좀, 심장 손상, 호흡 곤란, 심근쇠약, 소화불량, 심한 변비, 설사, 사지무력 혹은 마비, 피곤, 체약, 식욕부진, 심혈관계통 질환, 자궁암

　◉ 비타민B2 결핍증: 혀, 입가와 입술이 마르고 튼다.

　◉ 비타민B6 결핍증: 피부가 거칠어지고 피부염, 신경염을 일으킨다.

　◉ 비타민B12 결핍증: 악성빈혈, 식욕부진, 무력감, 메스꺼움, 구토, 설사, 체중감소, 적혈구 증대, 혈색소 감소, 보행 곤란, 구강궤양

▶ **보건효능** 간을 보양하고 보호하며 신경염을 치료하고 혈관을 확장시키며 아테롬성 동맥경화를 예방한다.

▶ **음식내원** 견과류, 오곡류, 맥주효모, 밀배아, 시금치, 유채, 딸기, 앵두, 레몬, 수박, 파인애플, 감귤 등이다.

• **Point** 비타민B2는 일반적으로 단독으로 결핍하지는 않는다. 모든 비타민B군이 결핍할 때 비타민B2 결핍증상이 생긴다.

장기간 형성된 잘못된 식습관(예를 들어 특정한 음식을 가리거나 먹지 않는 경우), 지나친 음주로 인한 알코올중독, 장기 환자(위궤양, 당뇨병 등) 그리고 장기간 편식하면 비타민B2 결핍증에 걸릴 수 있다. 때문에 간 질환자는 균형 있는 음식 섭취가 필요하다.

02 비타민C

비타민C와 세포의 성장과 유지는 밀접한 관련이 있다. 일단 비타민C가 부족하면 혈관, 점막과 피부 등 세포 간의 결합이 느슨해지고 쉽게 출혈 혹은 피부가 광택을 잃는 증상이 나타난다. 또한 비타민C는 병원균의 핵산을 파괴하여 체내의 병원균을 공격하는 인터페론을 만들며 면역력을 향상시킨다. 인터페론은 동시에 암과 바이러스성 간염을 치료하는데도 특효약이다.

▶ **결핍증상** 잇몸이 피가 나고 피부에 어혈이 있으며 피부가 건조하고 빈혈이 있으며 골격 발육부진과 암을 초래한다.

▶ **보건효능** 간을 보양하고 보호하며 지방대사를 촉진시킨다. 콜레스테롤을 낮추며 정맥혈전을 감소시키고 상처 회복을 돕는다. 잇몸출혈을 치료하고 수술 후 회복을 가속화시키며 면역계통 기능을 강화한다. 괴혈병을 예방하고 암을 예방하고 항암 작용을 하며 심혈관질환을 예방한다.

▶ **음식내원** 감귤류, 파인애플, 딸기, 키위, 산사, 토마토, 피망 등

• **Point** 비타민C와 비타민E를 함께 섭취하면 수용성비타민C와 지용성비타민E는 각자 작용을 발휘하여 항산화 능력을 높여 암을 예방하는 작용을 한다.

신장결석 환자는 적당히 비타민C를 섭취하여야 결석증상의 악화를 피할 수 있으며 혈압을 안정시키는 작용도 한다.

비타민C는 체내에 축적될 수 없으므로 쉽게 모자란다. 그러나 지나치게 많이 섭취하면 구토, 설사, 빈뇨 등 증상이 나타나게 된다.

03 단백질

인체에서 물 이외에 제일 큰 구성 성분은 단백질이다. 단백질은 신체의 약 17%를 점한다. 특별히 강조할 것은 단백질은 손상된 간세포의 재생과 복구를 촉진시킨다는 사실이다. 일반 간염 환자들은 평소에 단백질 함량이 높은 음식을 많이 먹어야 한다. 하지만 중증간염 환자는 단백질의 섭취량을 조절하여야 하는데 의사의 지시를 따라야 한다.

▶ **결핍증상** 근육이 느슨해지고 가슴이 아래로 드리워지며 임신 부종이 온다. 주름이 쉽게 생기고 발육에 영향이 있으며 저항력이 낮아진다. 감기에 쉽게 걸리며 피로하고 생식능력이 낮아진다. 빈혈이 오며 쉽게 노화된다. 머리가 빠지며 손톱이 갈라지고 상처가 쉽게 아물지 않는다.

▶ **보건효능** 간을 보호하고 보양하며 칼륨과 나트륨의 평형을 유지한다. 부종을 해소하고 면역능력을 높이며 에너지를 제공하고 혈압을 낮춘다. 빈혈을 예방하고 인체의 pH 평형을 소절하며 기억력을 향상시켜 준다.

▶ **음식내원** 우유, 계란, 어류, 소고기, 닭고기, 돼지살코기, 두유, 두부, 건두부 등이다.

• **Point** 영양학에서는 매 1000g의 체중이 매일 필요로 하는 단백질 섭취량을 1~1.2g이라고 한다. 예를 들면 체중이 60kg인 성인이 하루 소비하는 단백질량은 약 60~72g이다.

단백질은 식물성 단백질과 동물성 단백질로 나눈다. 일반적으로 곡류 매 100g에는 단백질이 10g 정도 함유되어 있다. 곡류는 함량이 높지는 않지만 주식이기 때문에 섭취량을 유지할 수 있다.

04 타우린

임상실험에서도 밝혀졌듯이 타우린은 담즙이 막히는 것을 해소하고 담낭에 이롭고 간을 튼튼하게 하는 작용을 한다.

타우린은 인체 내에 존재하는 필수 아미노산이다. 그렇게 때문에 타우린은 인체의 모든 조직기관 중에 존재한다. 총량은 인체 체중의 0.1%에 달하며 인체에 필수적인 영양소로서 건강을 평형시키는 작용을 한다.

▶ **결핍증상** 쉽게 피로감이 생기며 신경세포의 손상을 일으킨다. 시망막기능 저하를 일으키며 간 질병을 초래한다.

▶ **보건효능** 간을 튼튼히 하고 담낭에 이로우며 해열, 항염작용을 한다. 혈압을 낮추고 부정맥에 저항하며 혈당을 낮추며 골격근을 이완시킨다. 각막을 복구하며 인체의 면역력을 향상시킨다.

▶ **음식내원** 동물 내장, 오징어, 문어, 새우, 굴, 소라, 대합, 고등어, 청어, 정어리 등이다.

• Point 타우린은 쉽게 물에 용해된다. 때문에 끓인 물고기류, 조개류 탕은 버리지 말아야 하며 바로 마셔야 한다.

인체는 타우린을 합성하지 못하기 때문에 음식으로 보충해야 사람들의 정상적인 생리기능의 수요를 만족시킬 수 있다. 때문에 타우린을 함유한 음식을 많이 먹어야 한다.

타우린은 태아, 유아의 중추신경과 시망막 등의 발육과 밀접한 관련이 있다. 타우린이 부족하게 되면 신경계통과 시력 불량을 초래하게 된다.

05 식이섬유

식이섬유는 지방간과 밀접한 관련이 있다. 현대의학연구와 유행병학회의 조사자료에 의하면 식이섬유는 고지혈, 비만, 지방간, 당뇨병, 심혈관 질환 등에 모두 뚜렷한 예방작용이 있다고 한다. 식이섬유는 일종의 탄수화합물로서 식물세포와 세포벽에 존재한다. 인체에·식이섬유가 부족하게 되면 소화효소로 이를 분해하는데 에너지를 발생시키지 않는다.

▶ **결핍증상** 변비, 혈액지질이 높아지며 비만이 생긴다.

▶ **보건효능** 간을 보양하고 보호하며 혈액지질을 낮춘다. 변비, 치질을 예방, 치료하며 과다한 지방을 제거한다. 혈당의 상승을 지연시키며 대장암을 예방한다.

▶ **음식내원** 통밀빵, 귀리, 현미, 토란, 브로콜리, 부추, 죽순, 비름, 배추, 당근, 양파, 동과, 고과, 가지, 복숭아, 파인애플, 팥, 녹두 등이다.

• **Point** 귀리에는 β-플리덱스트로오스라는 가용성 섬유를 함유하고 있다. 이 물질은 장내 점성응결체에서 음식 중의 콜레스테롤을 저지한다. 이런 응결체는 인체에 흡수되지 않고 장을 통과할 때 불필요한 콜레스테롤을 함께 배출한다. 또한 귀리는 또 식물사포닌 화합물을 함유하고 있다. 식물사포닌은 콜레스테롤과 결합하여 체외로 배출된다는 것이 최초의 연구 결과이다.

성인이 매일 섭취해야 하는 식이섬유의 양은 25~35g(약 5인분 야채의 양)이다.

06 셀렌

일반적으로 간염 환자는 체내의 셀렌원소가 부족한 경우가 많다. 혈액 중에 함유된 셀렌 수치가 떨어지면 면역기능과 항산화 능력이 저하된다. 바이러스는 셀렌이 결핍한 상황에서 반복적으로 복제와 변이를 일으켜 증상을 가중시킨다. 셀렌원소는 뛰어난 면역력 조절과 항산화 기능을 가지고 있으며 바이러스의 복제와 변이를 차단한다. 때문에 셀렌은 간을 보호하고 보양하는 기능을 가지고 있다. 사람들은 셀렌을 '항간괴사보호인자'라고 부르고 있다.

▶ **결핍증상** 남성 성기능 장애, 활기가 없으며 저항력이 내려가고 부정맥이 있으며 심장이 비대해진다.

▶ **보건효능** 간을 보양하고 보호하며 암을 방지하고 항암 작용을 한다. 림프계통을 활성화시키고 혈관을 확장하며 혈압을 낮추고 노화를 지연시킨다. 아테롬성 동맥경화를 예방하고 포도당의 운행을 촉진킨다. 혈당을 낮추고 항체를 증가하며 관절염을 예방한다.

▶ **음식내원** 밀배아, 현미, 귀리, 동물 내장, 살코기, 해산물, 마늘, 파, 호박

• **Point** 일일 셀렌 섭취량의 상한계는 400mg이다. 지나치게 섭취하면 피부 건조, 탈모, 위장장애와 구토 등의 증상이 나타난다.
비타민C는 셀렌의 흡수를 방해하므로 두 영양소를 복용하는 시간을 겹치지 않게 해야 한다. 적어도 30분 이상의 시간 간격을 두어야 한다.

07 비오틴

비오틴은 수용성 비타민으로 많은 미생물의 발육, 성장에 필수적인 영양소이다. 전문가들은 조금만 섭취해도 지방산의 합성을 촉진시킬 수 있다고 한다. 단백질, 지방, 탄수화물의 대사에 참여하고 비타민B군의 이용을 촉진시켜 간장의 부담을 줄여준다. 때문에 간 질환자는 비오틴을 함유한 음식을 자주 먹어야 한다.

▶ **결핍증상** 근육이 당겨 아프며 우울, 나태해지고 무기력하며 비듬이 많아진다. 젊은 나이에 머리가 세거나 원형 탈모가 생기며 쉽게 머리가 빠진다. 피부색이 어둡게 가라앉고 얼굴색이 푸르며 피부염이 생긴다.

▶ **보건효능** 간을 보양하고 보호하며 지방대사를 돕는다. 아미노산대사와 탄수화합물대사를 도우며 머리가 나게 하고 피부를 윤택하게 한다. 백발과 탈모를 예방하고 습진을 경김시키고 근육 통증을 완화시킨다.

▶ **음식내원** 콩, 땅콩, 맥주 효모, 현미, 맥아, 귀리, 시금치, 유채, 청경채, 아스파라거스, 상추, 공심채 등이다.

• Point 비오틴은 단독으로 사용해도 효과가 좋지만 최적의 효과에는 이르지 못한다. 비오틴과 비타민A, 비타민B2, 비타민B6, 니코틴산 등과 배합하여 사용하면 효능이 극대화될 수 있다.
대량으로 비오틴을 보충해야 하는 인군은 비오틴 보충제를 복용하는 방식으로 실현하여야 한다. 비오틴 보충제는 알약이 아니면 캡슐인데 복용시 씹지 말고 통째로 넘겨야 한다. 비오틴 보충제를 사용하려면 의사의 지시에 따라 복용해야 한다. 특별한 지시가 없으면 식사를 할 때나 식사 후 바로 복용하여 위에 대한 자극을 피해야 한다.

08 레시틴

레시틴은 일종의 생물유화제이다. 혈관벽에 붙어 있는 지방과 콜레스테롤을 제거하여 불필요한 콜레스테롤과 지방이 간장에 축적되어 지방간 혹은 간경화를 일으키는 것을 막아준다. 레시틴은 또한 알코올중독 후의 간장을 복구하여 간장의 해독 기능을 향상시킨다. 레시틴은 여러 가지 천연 동식물 안에 존재한다. 그중에서도 콩과 달걀 노른자에 제일 풍부하게 함유되어 있다.

▶ **결핍증상** 지방대사를 지연시키고 콜레스테롤의 농도를 높인다. 고지혈, 비만, 아테롬성 동맥경화, 혈압 상승, 심근경색, 뇌중풍, 내분비이상을 초래한다.

▶ **보건효능** 간장을 보호하고 심장을 보호하며 대뇌 발육을 촉진시킨다. 기억력을 강화하며 혈관을 청소하고 혈당을 낮추며 담결석을 제거해준다. 신경 발육을 촉진시키며 피부를 습윤하게 하고 치매를 예방하며 스트레스를 완화시킨다.

▶ **음식내원** 살코기, 계란, 동물 간장, 콩, 땅콩 기름, 사과, 오렌지 등.

• **Point** 일반적으로 음식을 골고루 먹으면 레시틴의 결핍 현상은 발생하지 않는다. 때문에 따로 레시틴을 보충할 필요는 없다. 주의해야 할 점은 레시틴은 일종의 지방이므로 많이 섭취하면 비만을 초래한다. 때문에 과도하게 장기간 복용하지 말아야 한다. 특히 지방간 환자는 더 주의를 기울여야 한다.

09 키틴

비만으로 인한 지방간 환자는 체중이 표준체중으로 내려가면 지방간이 다소 개선된다. 키틴은 음식 중의 기름을 흡착시켜 간에서 섭취하는 지방의 양을 줄여준다. 키틴은 고지혈형 지방간 환자의 증상을 개선한다. 비만자와 지방간 환자는 일상생활에서 적당히 키틴에 대한 섭취를 늘려야 한다.

▶ **결핍증상** 부정맥, 면역력 결핍, 비만, 암을 초래할 수 있다.

▶ **보건효능** 간을 보양하고 보호한다. 인체가 독소를 대사하는 것을 돕는다. 항균, 항감염, 강혈액지질, 아테롬성 동맥경화 예방, 항바이러스, 항종양, 항응혈, 항복사 등 효능이 있다.

▶ **음식내원** 새우, 게, 해조류 등이다.

• Point 키틴을 복용할 때 물을 많이 마셔야 한다.
키틴은 유지와 결합하는 특성이 있으므로 가능하면 비타민 보충제를 함께 복용하지 말아야 한다. 키틴과 약물을 함께 복용하지 말아야 한다. 키틴은 알레르기 식품이 아니지만 갑각류 음식에 과민이 있는 사람과 임신부, 포유 기간에 있는 여성은 섭취하지 말아야 한다.

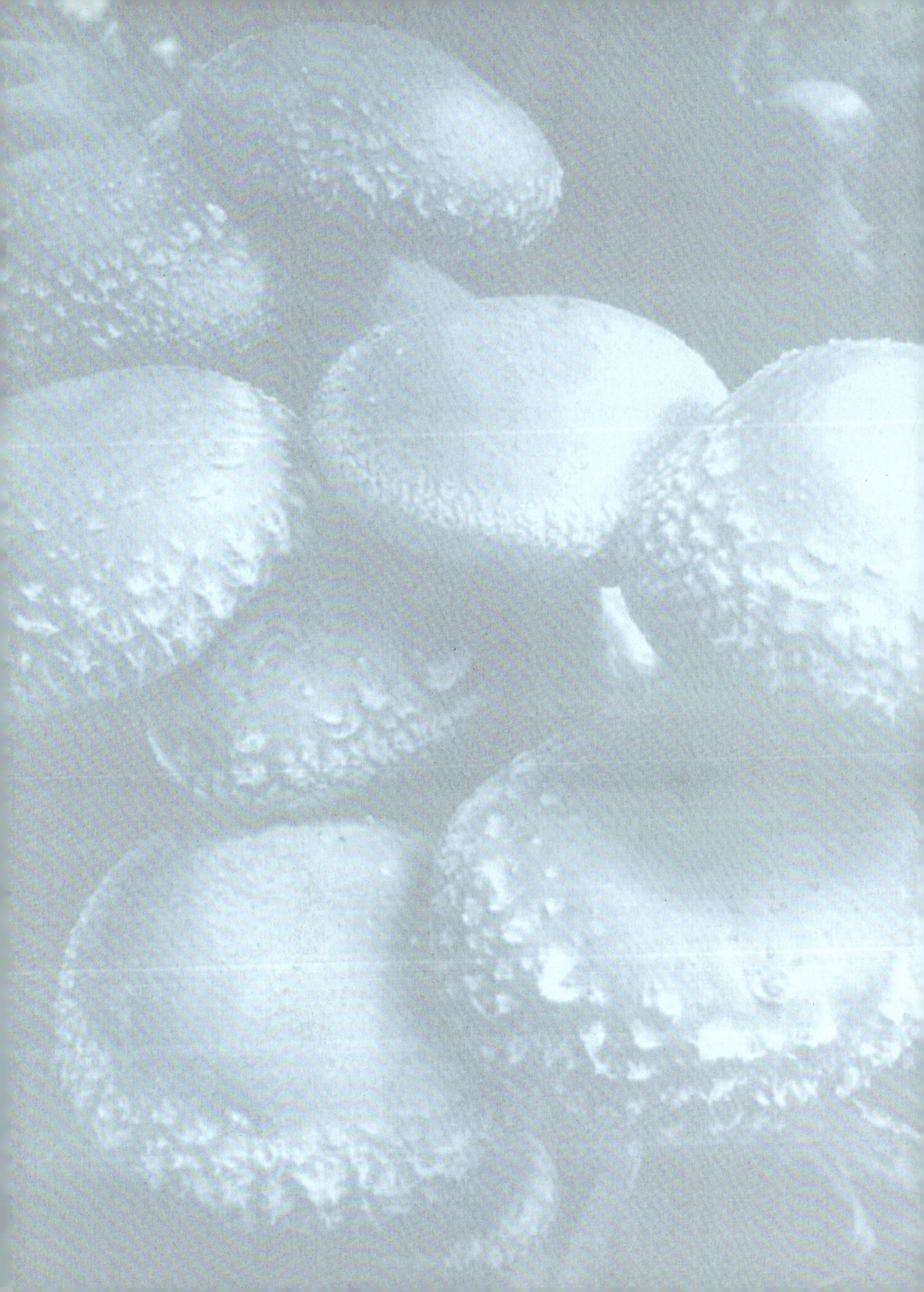

Section

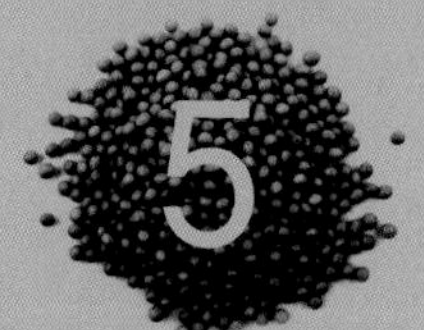

5

전문가가 추천하는
간 보양 요리

간 질환자의 다섯 가지 음식 섭취 법칙

간 질환자는 항상 음식 때문에 골머리를 앓는다. 어떤 것을 먹어야 하고 어떤 것은 먹지 말아야 하는지 잘 모르기 때문이다.

하지만 간 질환자들의 음식에는 규율이 있다. 고단백, 고열량, 고비타민의 음식 섭취 원칙을 잘 기억하기만 하면 된다. 이 원칙에 따라 음식 배합을 하여 영양을 종합적으로 섭취할 수 있다.

간 질환자는 음식을 먹기 전에 다음의 다섯 가지 사항만 잘 기억해서 실천하면 된다.

가공식품을 적게 먹는다 햄, 소시지 등과 같은 가공식품은 많은 식품첨가제를 사용하였으므로 이런 음식의 섭취량을 줄여야 한다.

가능한 유기농 식품을 먹는다 농약을 사용하지 않았거나 적게 사용한 과일이나 채소를 선택하면 간의 부담을 덜 수 있다.

기름에 튀기거나 부치거나 볶은 음식의 식용 횟수를 줄인다 노화, 산화된 유지는 간의 가장 나쁜 적이다. 신선한 기름을 사용하였다고 해도 지나치게 섭취하면 지방간을 초래할 수 있다.

인스턴트식품을 자주 먹지 않는다 인스턴트식품은 방부제나 식품첨가제를 사용하였기 때문에 먹지 말고 가능한 한 자신이 직접 조리해서 먹는 것이 좋다. 식품을 구매할 때는 상품의 표기를 잘 보고 첨가제가 적은 식품을 골라야 한다.

과일과 채소는 잘 씻은 다음 먹는다 농약을 사용한 과일과 채소는 흐르는 물에 깨끗이 씻은 뒤 먹어야 한다. 표면에 묻어 있는 농약을 섭취하지 않도록 주의해야 한다.

01 팽이버섯과 목이버섯 볶음

- **재료** 신선한 팽이버섯 200g, 물에 불린 흰 목이버섯과 검은 목이버섯 각각 100g, 청대콩, 당근 각각 25g, 파 적당량
- **조미료** 소금 약간, 닭탕, 참기름 적당량
- **만드는 방법**

  1. 흰 목이버섯과 검은 목이버섯은 꼭지를 따고 깨끗이 씻어 굵게 썬다. 청대콩은 물에 깨끗이 씻어 물에 불린다. 당근은 깨끗이 씻어 껍질을 벗기고 4cm 정도 크기로 성냥개비 길이 만큼 가늘게 썰고 파는 다져서 준비한다.
  2. 프라이팬에 기름을 넣고 가열한 뒤 다진 파를 넣고 향을 낸 다음 검은 목이버섯, 흰 목이버섯, 청대콩, 채로 썬 당근을 넣어 약간 볶는다. 그런 다음 물기를 빼고 팽이버섯, 소금과 닭탕을 넣고 뒤집으며 잠깐 볶은 뒤 참기름을 넣으면 된다.

- **Point** 이 채는 음허를 보하고 열을 내리게 한다. 또한 위를 튼튼히 하고 진액을 만들며 신장을 보하고 심장을 강하게 하며 뇌를 건강하게 하고 정신을 맑게 하는 효능이 있다. 간 질환자의 식욕을 돋구며 식욕 부진 증상을 개선하여 간 질환자가 식용하기에 아주 적합하다.

02 고과 연뿌리 볶음

- **재료** 고과 300g, 연뿌리 150g, 붉은 고추, 호박 각각 10g
- **조미료** 소금, 식초, 설탕 각각 적당량
- **만드는 방법**

  1. 고과를 깨끗이 씻고 씨를 제거하고 채로 썬다. 연뿌리는 껍질을 제거하고 깨끗이 씻어 채로 썬다. 호박과 붉은 고추는 깨끗이 씻어 채

로 썬다.

2. 프라이팬에 물을 끓인 다음 거기에 채를 썬 고과, 연뿌리, 붉은 고추, 호박을 넣는다. 식초를 넣고 살짝 익을 만큼 데친 다음 건져내 준비한다.

3. 프라이팬에 열을 가한 뒤 데친 음식을 넣고 소금, 설탕으로 간을 맞추면서 골고루 볶아 접시에 담는다.

03 신선한 버섯 동과 조림

- **재료** 신선한 버섯 150g, 동과 350g, 작은 새우 10g, 파 적당량
- **조미료** 소금 약간, 참기름, 조리용 술, 닭탕, 전분 각각 적당량
- **만드는 방법**

1. 동과 껍질을 벗겨낸 뒤 깍두기 모양으로 썬다. 신선한 버섯은 깨끗이 씻고 얇게 썬다. 작은 새우를 물에 불린다. 파를 잘라 토막낸다.

2. 가마에 물을 넣고 끓인다. 버섯, 동과, 파를 데쳐 준비한다.

3. 기름 기미기 60~70% 정도 달아올랐을 때 새우를 넣고 볶다가 조리용 술을 넣고 닭탕을 넣은 뒤 다시 동과와 버섯을 넣고 볶는다.

4. 소금을 넣고 간이 배일 때까지 끓인 후 전분으로 끈적하게 만든다.

5. 마지막에 참기름을 뿌려 간을 맞추고 접시에 담아낸다.

04 율무 백합죽

- **재료** 율무 50g, 백합 10g , 멥쌀 100g
- **조미료** 홍탕 30g
- **만드는 방법**

1. 멥쌀을 깨끗이 씻고 율무와 백합을 깨끗이 씻어 물에 불린다.

2. 뚝배기에 물을 넣고 끓인다. 멥쌀, 율무, 백합을 넣고 약한 불에 2
시간 끓인다. 홍탕을 넣고 간을 맞추면 된다.

• Point 율무는 주식에 속하며 전분 함량이 아주 높고 당류의 점성도 꽤
높다. 때문에 인체에 소화 흡수되기 어렵다. 위장 기능이 약한 사람은
가능하면 율무를 먹는 양을 줄여야 한다.
백합에는 여러 가지 영양물질이 함유되어 있다. 예를 들면 광물질, 비
타민 등이다. 이런 물질은 유기체의 영양대사를 촉진시킬 뿐만 아니라
피로를 해소하며 산소 결핍에 견디는 능력을 강화해 주고 체내의 유해
물질을 제거한다. 그렇기 때문에 간 질환자에게 없어서는 안 될 음식
이다.

05 아스파라거스 다시마 무침

• 재료 아스파라거스 200g, 다시마 150g, 파 적당량

• 조미료 소금, 식초 각각 적당량

• 만드는 방법

1. 아스파라거스를 깨끗이 씻어 토막을 낸다. 다시마를 깨끗한 물에
불려 깨끗이 씻은 뒤 막대 모양으로 썬다. 파는 다진다.

2. 가마에 물을 넣고 끓이고 아스파라거스, 다시마를 넣고 데친 다음
꺼내 식히고 준비한다.

3. 아스파라거스, 다시마를 접시에 놓고 소금, 식초, 다진 파로 간을
맞추고 무치면 된다.

• Point 아스파라거스 끝 부분은 발이 선 대로 자르는 것이 쉽고 아랫부
분은 가로로 자르는 것이 쉽다. 이렇게 하면 요리를 할 때 쉽게 푹 익
을 뿐만 아니라 간도 쉽게 밴다.
아스파라거스는 피로를 해소하고 식욕을 증진시키며 단백질대사를
조절하는 작용을 하므로 간 질환자가 자주 먹어야 하는 채소이다.

06 다시마 삼사

- **재료** 다시마 300g, 당근 100g, 채로 썬 파 적당량, 향채 약간
- **조미료** 식초, 소금 적당량, 참기름 조금
- **만드는 방법**
  1. 다시마를 깨끗이 씻어 물기를 제거한 다음 10cm 정도의 길이로 가늘게 썬다. 당근도 깨끗이 씻어서 가늘게 썬다. 향채는 깨끗이 씻어서 토막 내어 자른다.
  2. 가늘게 썬 다시마, 당근, 파를 접시에 담고 향채와 모든 조미료를 넣고 무치면 된다.
- **Point** 마른 다시마를 고를 때 서리가 낀 것 같은 다시마를 골라야 맛이 좋다.

07 녹두호박 수프

- **재료** 호박 500g, 녹두 100g
- **조미료** 소금 약간
- **만드는 방법**
  1. 호박을 깨끗이 씻고 껍질을 벗기고 씨를 버린다. 2cm 정도의 깍두기 모양으로 썬다.
  2. 녹두는 깨끗이 씻어서 뚝배기에 넣은 다음 적당히 물을 넣고 끓인다. 다시 약한 불로 한 시간가량 끓인다.
  3. 가마에 기름을 넣고 가열한 후 우선 호박을 넣어 살짝 볶은 다음 다시 끓인 녹두를 넣은 뚝배기에 넣고 소금을 첨가한 뒤 30분간 더 끓이면 된다.

08 물고기 수프

- **재료** 대구 200g, 물에 불린 해삼 한 마리, 계란 3개, 말린 조개관자 3개, 다진 파 적당량
- **조미료** 소금, 조리용 술, 참기름 각각 적당량, 수전분 한 큰술
- **만드는 방법**

 1. 해삼을 끓는 물에 넣어 데치고 작은 토막으로 썬다. 대구 고기는 뼈를 걸러 내고 깨끗이 씻어 토막으로 자른다.
 2. 마른 조개관자를 물에 불려 가지런히 놓은 뒤 접시에 놓는다. 다진 파를 약간 넣고 조리용 술을 넣어 무치고 찜통에 넣어 쪄서 익힌다. 그런 다음 꺼내어 식히고 가늘게 찢는다. 계란은 흰자를 기포가 날 때까지 저어 준비한다.

 가마를 불 위에 올려 놓고 적당히 물을 넣어 끓이고 해삼, 대구, 조개관자, 다진 파를 넣고 중불에 끓인다. 다시 약한 불에 20분간 더 끓인다. 마지막에 전분으로 끈적하게 만들고 계란 흰자를 뿌리고 다진 파를 뿌린 다음 소금과 참기름을 넣어 간을 맞추면 된다.

- **Point** 마른 조개관자는 요리하기 전에 따뜻한 물에 불리거나 적은 양의 물에 조리용 술을 부어 넣고 파는 따로 쪄서 가지런하게 만들고 다시 요리에 넣으면 된다.

09 콩 다시마 탕

- **재료** 불린 콩 30g, 물에 불린 다시마 150g, 살코기 80g, 파 적당량, 구기자 조금
- **조미료** 소금, 돼지뼈탕 각각 적당량
- **만드는 방법**

1. 다시마를 가늘게 썰고 살코기는 얇게 썬다. 파는 다진다.
2. 기름 가마를 가열하여 돼지뼈탕을 넣고 불린 콩, 불린 다시마를 넣고 중불에 5분간 끓인다. 다시 살코기, 구기자, 소금을 넣고 센 불로 잘 익힌다. 다진 파를 넣고 접시에 담으면 된다.
- Point 콩은 잘 익히기 쉽지 않으므로 물에 불린 다음 끓여야 한다. 날씨가 더울 때는 콩이 쉽게 부패하므로, 불릴 때 자주 물을 갈아야 한다. 콩을 요리할 때 반드시 먼저 약한 불에 푹 익게 끓여야 한다.

10 연밥 대추 돼지피 탕

- **재료** 돼지피 100g, 붉은 대추 70g, 연밥 60g, 구기자 적당량
- **조미료** 설탕 큰 한 술, 소금 약간
- **만드는 방법**

1. 돼지피를 깨끗이 씻고 깍두기 모양으로 썬 다음 데쳐 내어 준비한다. 붉은 대추는 깨끗이 씻어 씨를 제거한다. 연밥은 속을 제거하고 깨끗이 씻는다. 구기자도 깨끗이 씻으면 된다.
2. 대추와 연밥을 가마에 넣고 물을 적당히 부어 약한 불에 25분간 끓이고 돼지피, 구기자, 설탕, 소금을 넣고 다시 3~5분간 끓이면 된다.
- Point 돼지피는 겉의 깨끗하지 못한 부분은 도려내어 버리고 깨끗이 씻는다.

탕에 꿀을 약간 첨가하면 더 좋다. 음허를 보하고 간을 보호하는 작용을 하기 때문이다. 하지만 꿀은 탕이 어느 정도 식었을 때 첨가해야 한다. 고온에서는 꿀의 영양이 파괴된다.

11 호박죽

- **재료** 호박 400g, 멥쌀 50g, 파 약간
- **조미료** 소금, 참기름 각각 적당량
- **만드는 방법**
  1. 멥쌀을 깨끗이 씻고 파는 다지고 호박은 깨끗이 씻어 껍질을 제거한 다음 잘게 자른다.
  2. 뚝배기에 물을 적당히 넣고 끓이고 호박과 멥쌀을 넣어 1시간 가량 끓인다. 소금과 참기름을 넣어 간을 맞춘 뒤 다시 다진 파를 뿌리면 된다.
- **Point** 간 질환자들에게는 위장 기능 실조증상이 있다. 호박은 위장 연동을 돕고 소화를 촉진시키므로 호박죽은 간 질환자들에게 좋은 보양 식품이다.

12 옥수수가루죽

- **재료** 옥수수가루 50g, 멥쌀 60g, 파 적당량
- **조미료** 소금 적당량
- **만드는 방법**
  1. 멥쌀을 깨끗이 씻은 뒤 이물질을 제거하고 알루미늄 가마에 넣는다. 옥수수가루를 큰 사발에 넣고 찬물에 타서 멥쌀 가마에 넣고 다시 적당히 물을 붓는다. 파는 깨끗이 씻어 다져서 준비한다.
  2. 알루미늄 가마를 센 불에 끓인다. 끓이면서 잘 저어서 옥수수가루가 가마에 달라붙지 않게 한다. 거의 익을 때 다진 파를 넣고 소금을 넣어 간을 맞추면 된다.
- **Point** 옥수수가루에 있는 섬유소는 위장 연동을 가속화하며 소화를

촉진시킨다. 때문에 옥수수가루죽은 간 질환자들이 비장을 튼튼히 하고 위를 보양하는 좋은 식품이다.

13 고과 춘장 볶음

- **재료** 고과 350g
- **조미료** 소금 약간, 춘장 작은 한 술, 설탕 작은 한 술, 국물 적당량
- **만드는 방법**

1. 고과를 양쪽 끝 부분을 잘라 버린 다음 반으로 잘라 씨를 빼내고 물에 깨끗이 씻어 길이 4cm 정도, 너비 1cm 정도로 썬다.
2. 기름 가마가 60~70% 달아올랐을 때 춘장을 넣고 볶는다. 그런 다음 소금, 설탕을 넣고 볶고 고과를 넣어 약간 나른해질 때까지 볶는다. 춘장즙이 가득 묻었을 때 국물을 약간 부어 넣고 덮개를 닫아 2~3분간 끓여내면 된다.

14 표고버섯 메밀면

- **재료** 메밀면 150g, 물에 불린 표고버섯 50g, 파 적당량
- **조미료** 소금, 참기름 각각 적당량
- **만드는 방법**

1. 파를 깨끗이 씻어 다지고 사발에 넣고 다시 소금과 참기름을 적당히 넣어 무친다.
2. 물에 불린 표고버섯을 꼭지를 따고 깨끗이 씻어 얇게 썬 다음 끓는 물에 몇 분간 데친 다음 꺼내 사발에 담아 놓는다.
3. 가마에 물을 넣고 끓이고 메밀면을 넣어 끓여서 익힌 다음 꺼내 사발에 담고 조미료를 넣으면 된다.

• Point 표고버섯이 함유한 단백질에는 아미노산이 18가지나 된다. 그 중 인체에 필수적인 8가지 아미노산이 7가지나 있다. 표고버섯에는 대량의 글루탐산, 여러 가지 비타민, 단백질 등이 함유되어 있어 사람들에게 '비타민의 보배창고'라고 불린다. 또한 표고버섯 지방 중에는 대량의 리놀렌산염, 대량의 칼슘, 철 등 조혈물질이 함유되어 있다. 표고버섯은 간 질환자들에게 가장 이상적인 식이요법을 돕는 영양식품이다.

Section

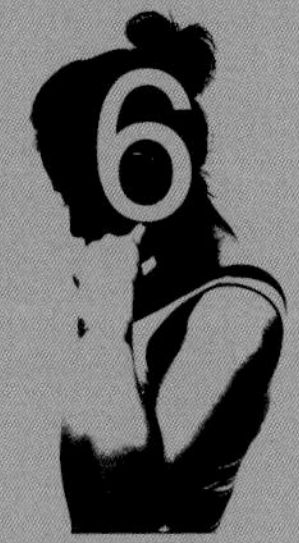

6

간 질환자를 위한
필수 마사지 요법

인체의 경혈(1)

양자혈

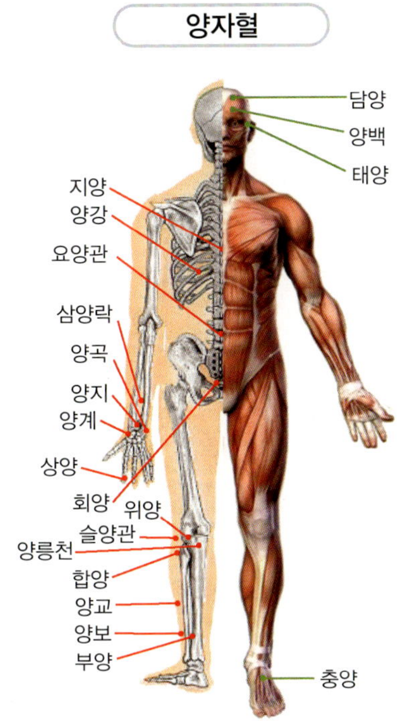

천자혈

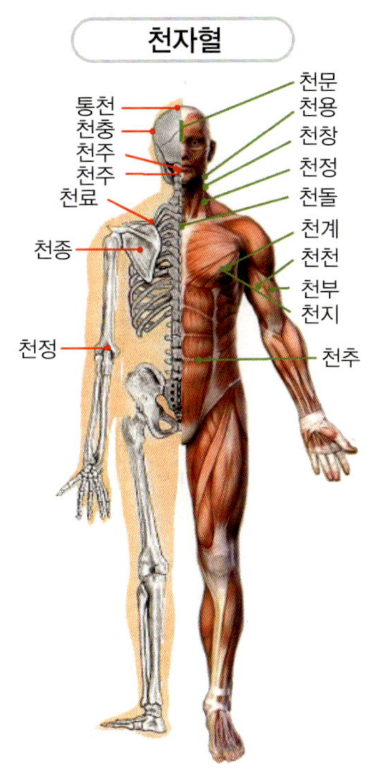

일월성구혈

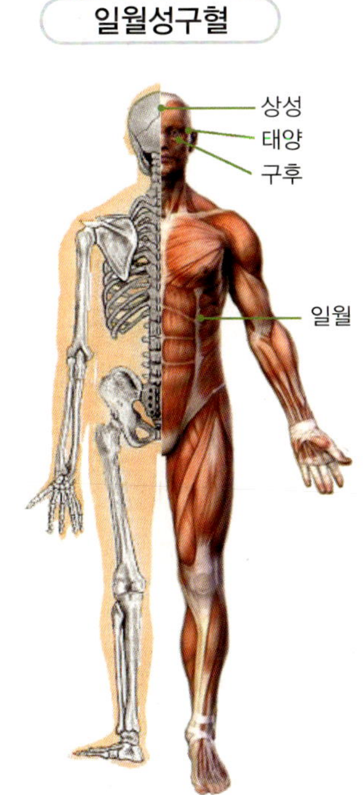

풍자혈

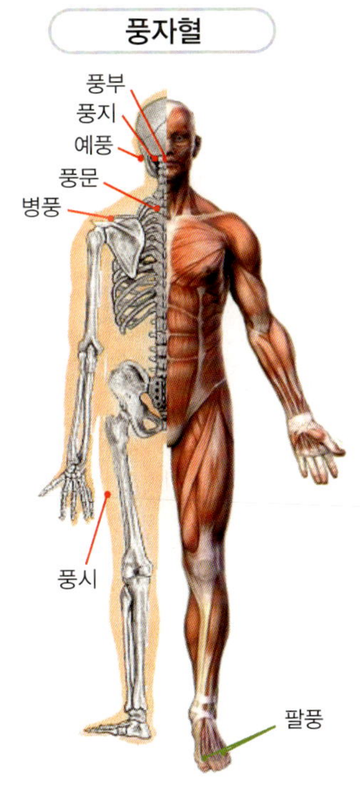

육조영(2013)

인체의 경혈(2)

기자혈
기사
기호
기해
기혈
기문
기해수
기충
기단
상자혈
상성
상관
상영향
노상
상완
위상
상렴
상료
상거허
중자혈
욱숭
중부
견중수
전중
중추
유중
척중
중정
중료
중완
중려수
중주
중극
중천
중저
중귀
중추
중두
위중
중도
중봉
하자혈
하관
위완하수
하극수
하완
하렴
하료
하거허

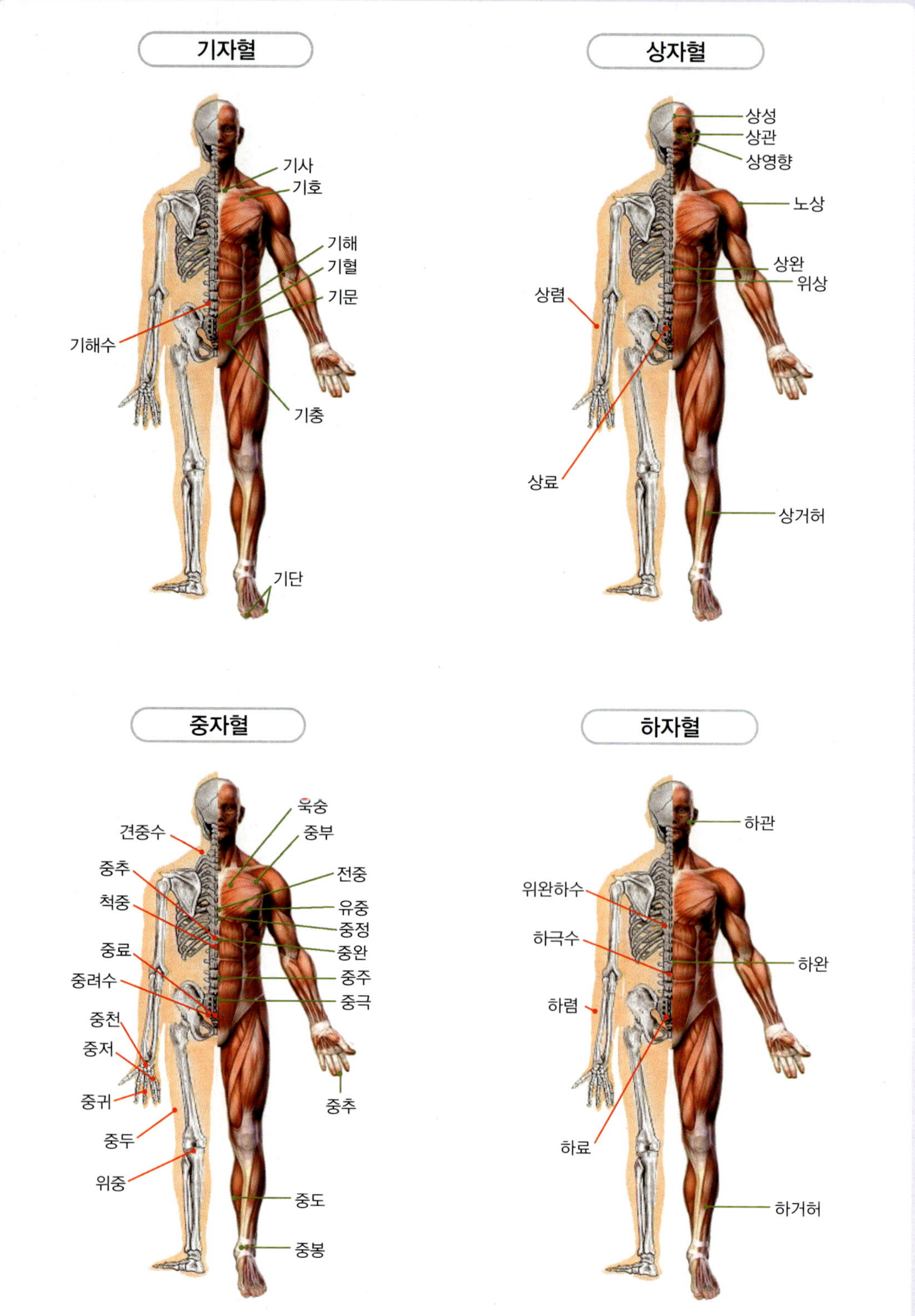

인체의 경혈(3)

내, 외자혈

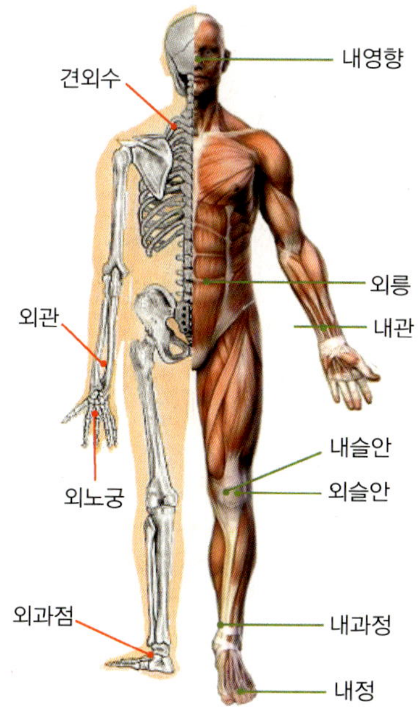

거, 돌자혈

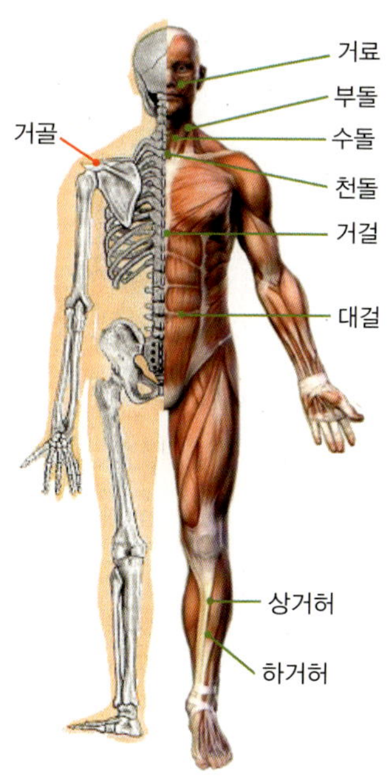

소, 소자혈

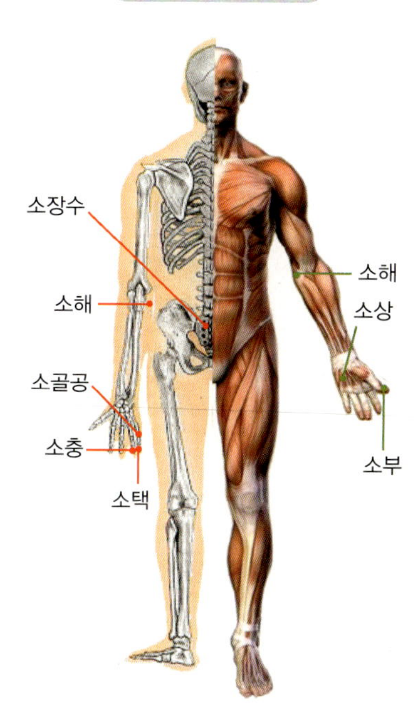

태, 대자혈

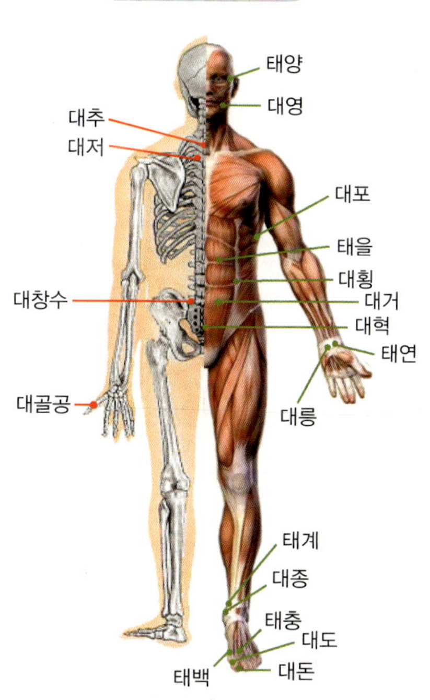

육조영(2013)

인체의 경혈(4)

음자혈

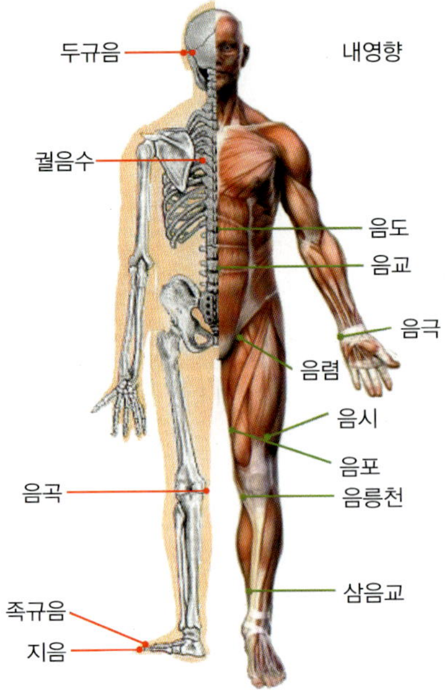

지, 연자혈

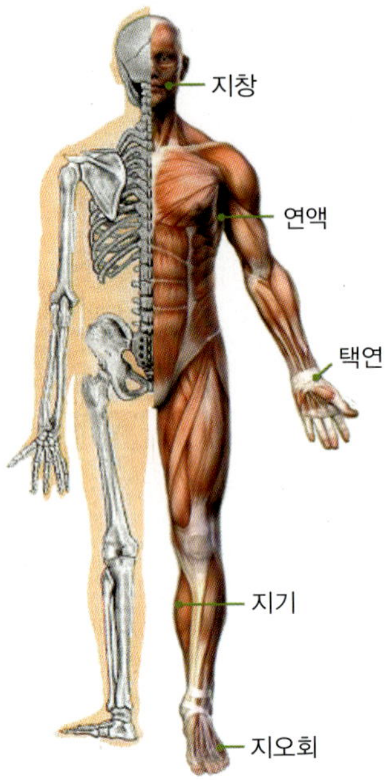

관자혈

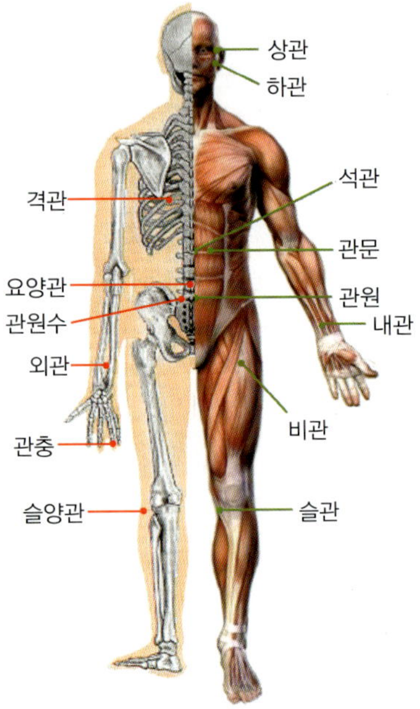

천자혈

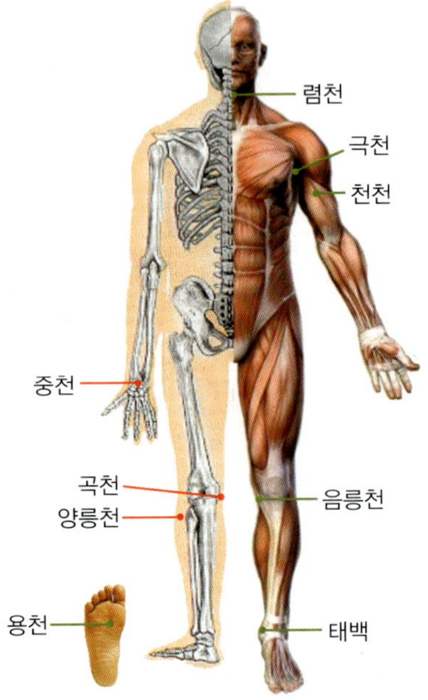

육조영(2013)

인체의 경혈(5)

지, 택자혈
풍지
천지
척택
곡택
곡지
양지
소택

수, 계자혈
수구
수돌
천계
수분
수도
양계
후계
택계
수천
해계
협계

교, 도자혈
도도
신도
음교
수도
유도
령도
양교
삼음교
교신

중자혈
미충
천충
기충
충문
관충
소충
중충
충양
택충

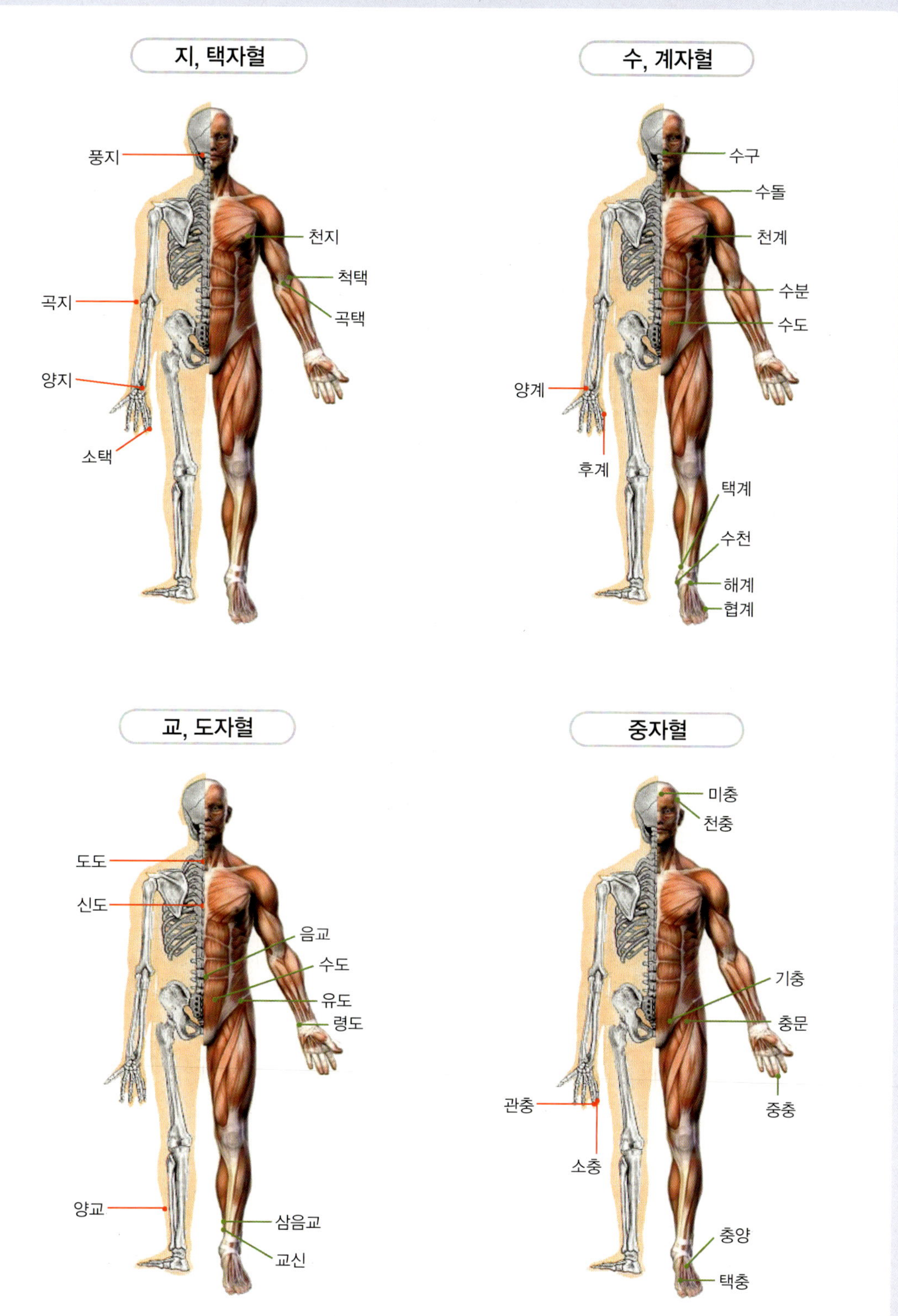

인체의 경혈(6)

구, 릉자혈

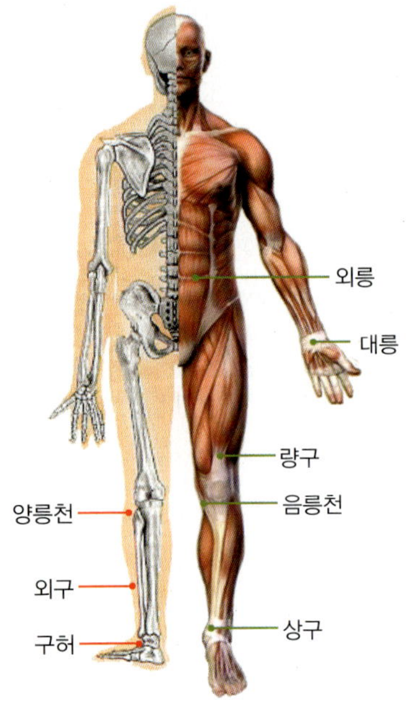

곡자혈

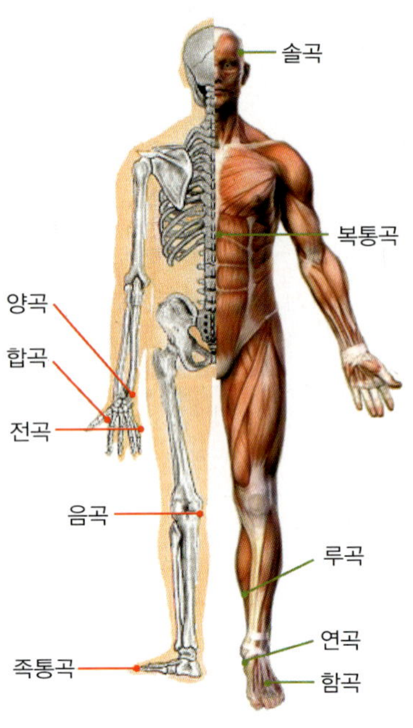

동물자혈

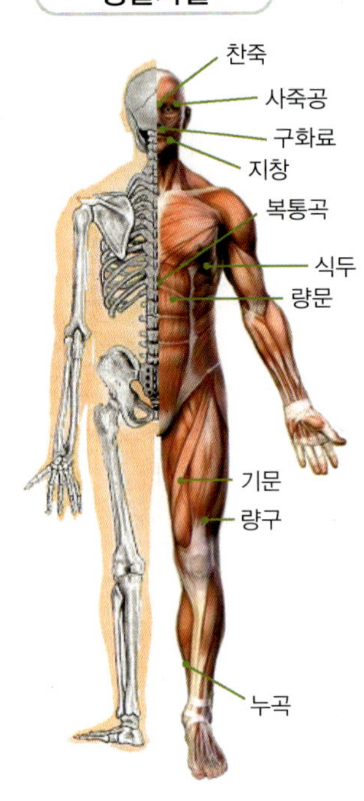

문자혈

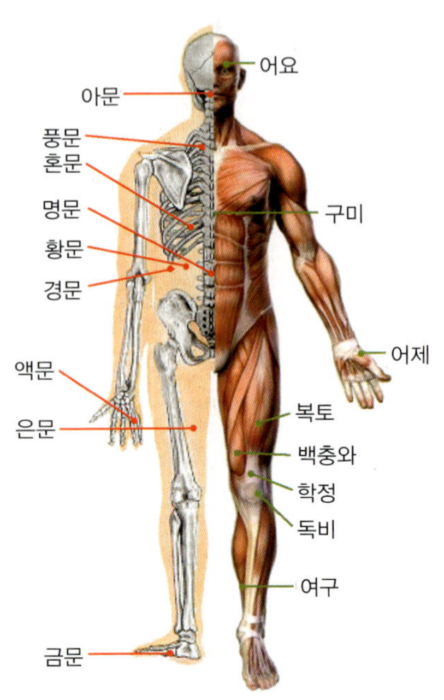

육조영(2013)

인체의 경혈(7)

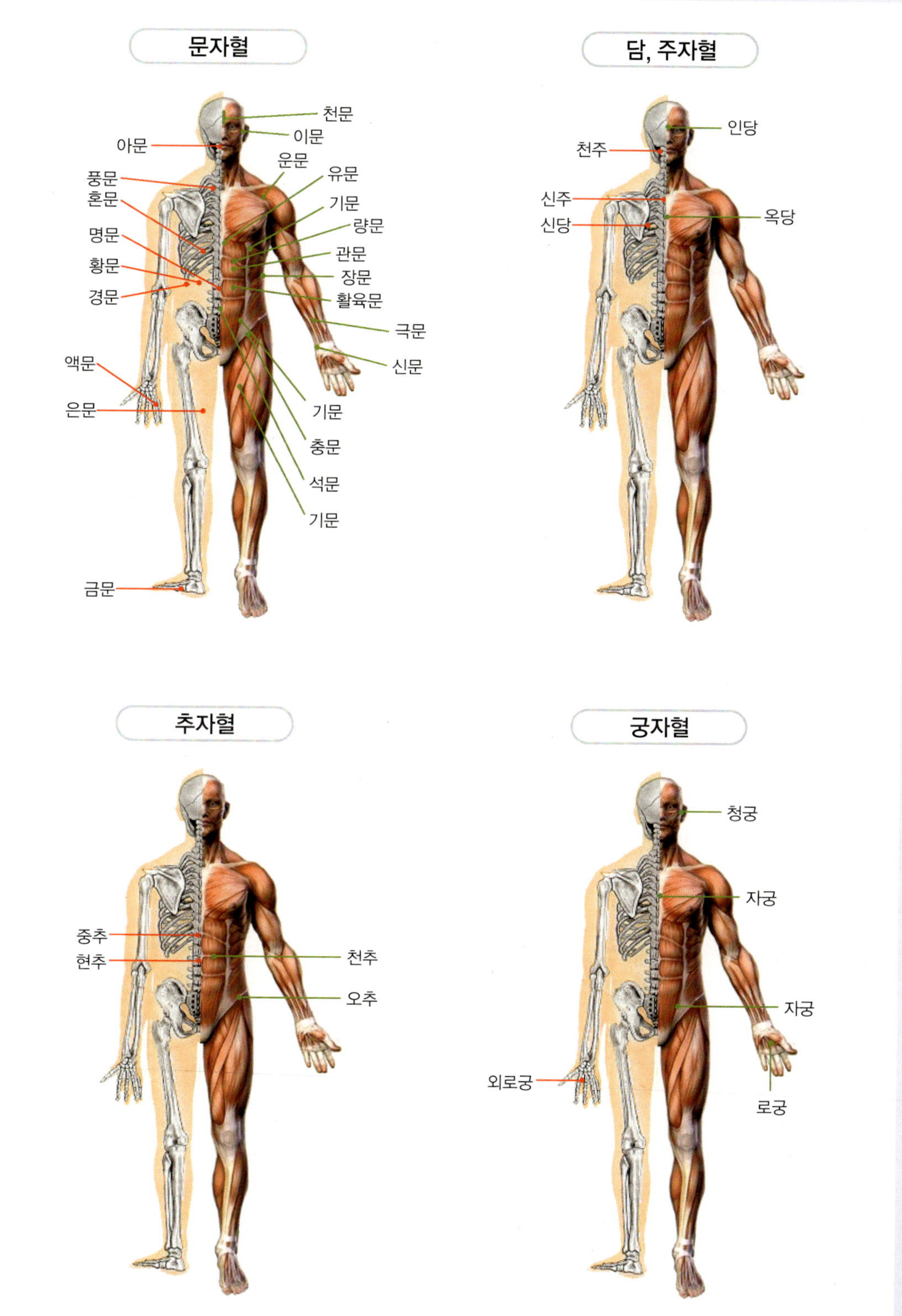

육조영(2013)

인체의 경혈(8)

부자혈
수부
중부
천부
부사
소부
곡자혈
곡차
곡빈
상곡
곡택
곡지
곡골
곡천
승자혈
승광
승읍
승장
승만
승부
승근
승산
현자혈
현로
현리
현추
현종
육조영(2013)

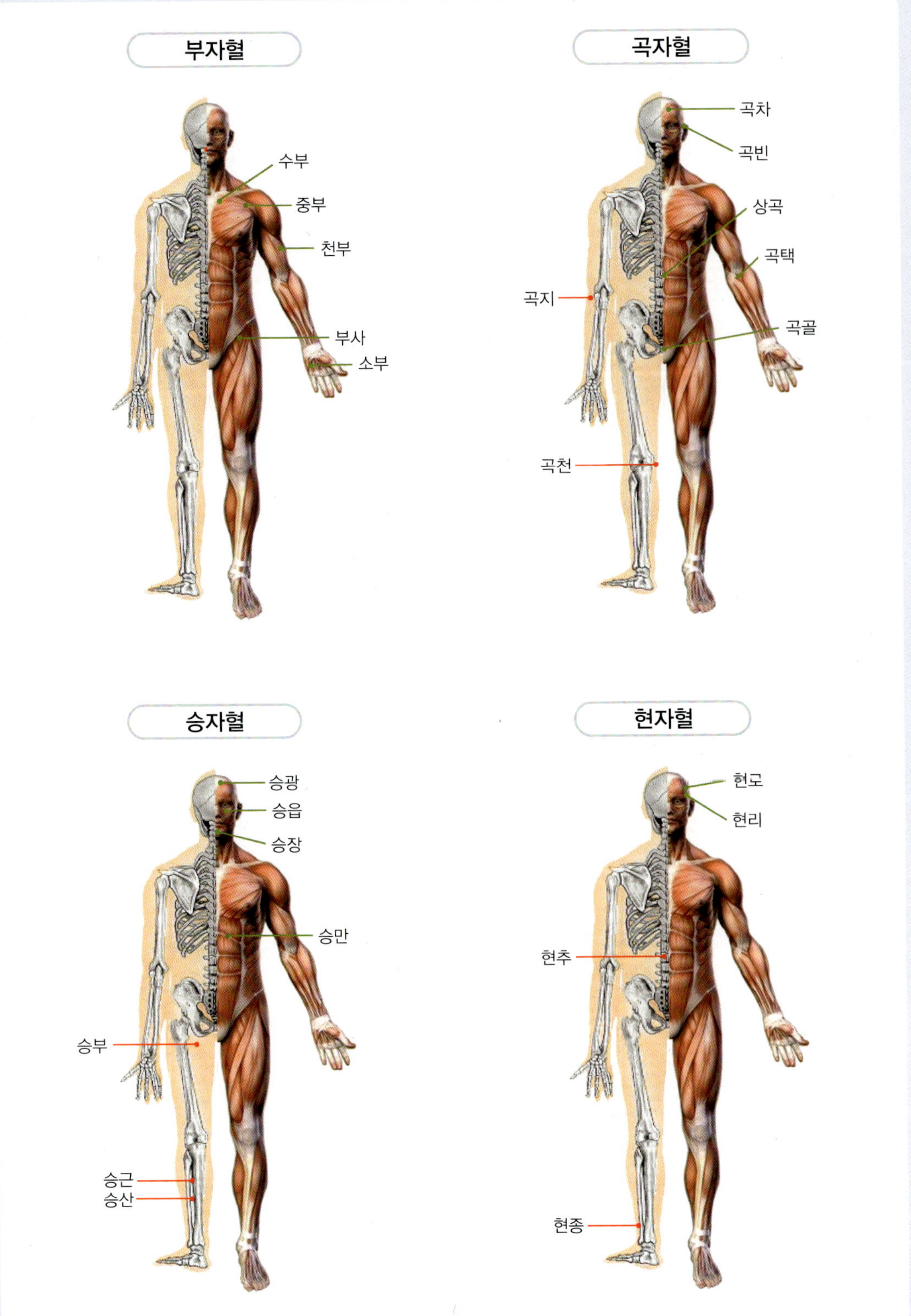

인체의 경혈(9)

정자혈

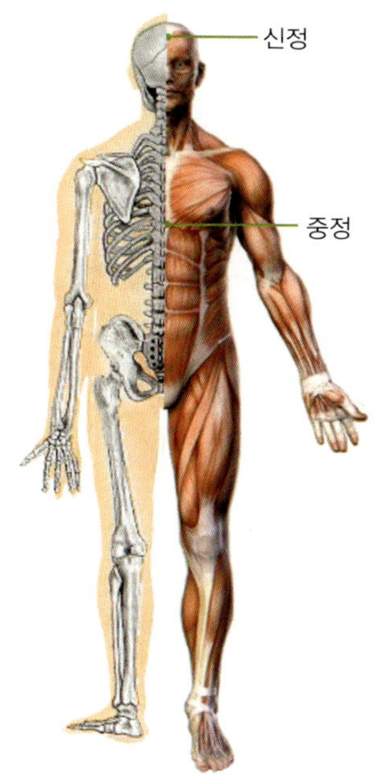

간자혈

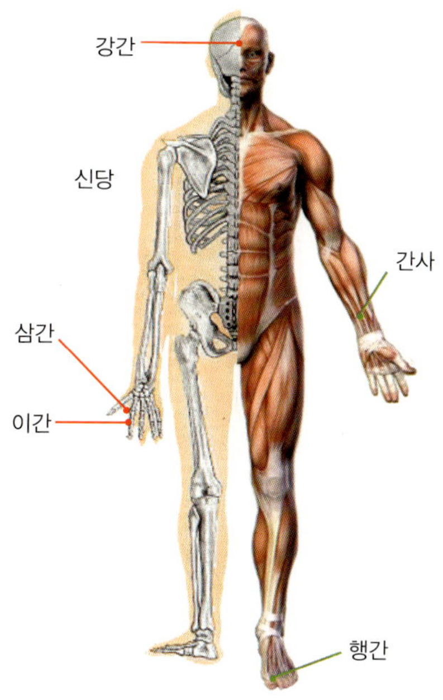

궐자혈

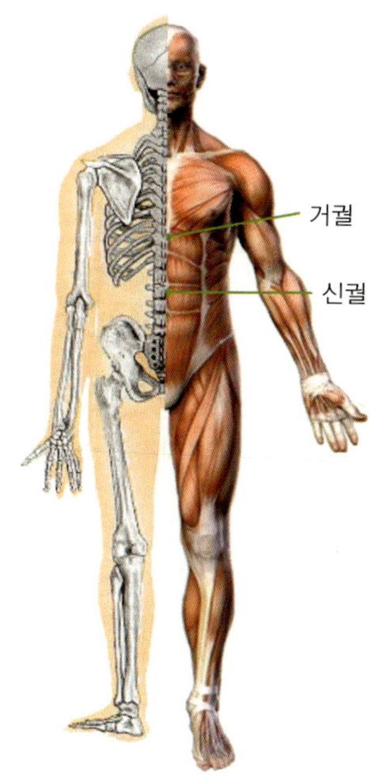

정, 창자혈

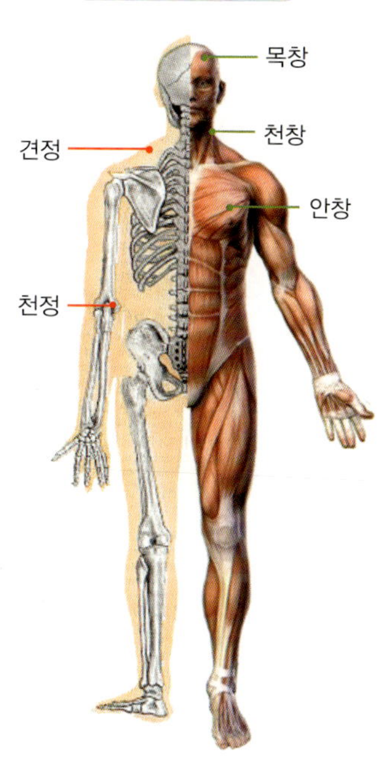

육조영(2013)

인체의 경혈(10)

회자혈

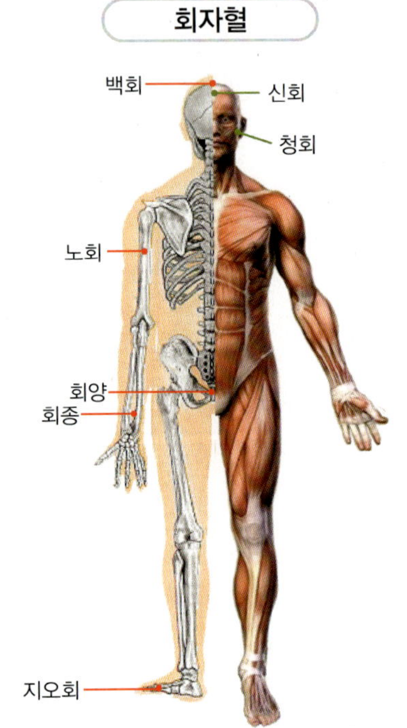

견, 요자혈

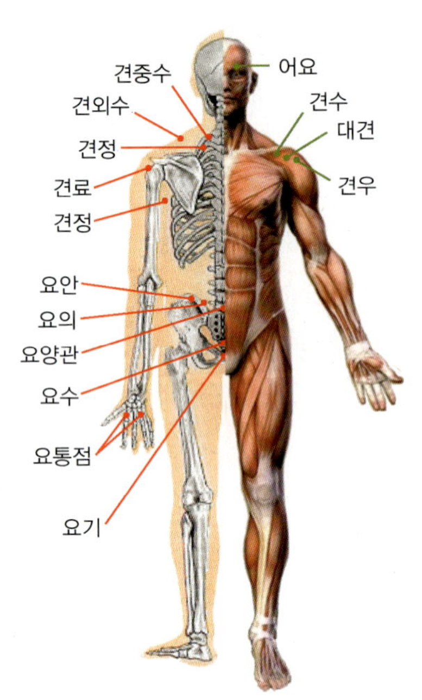

읍, 영자혈

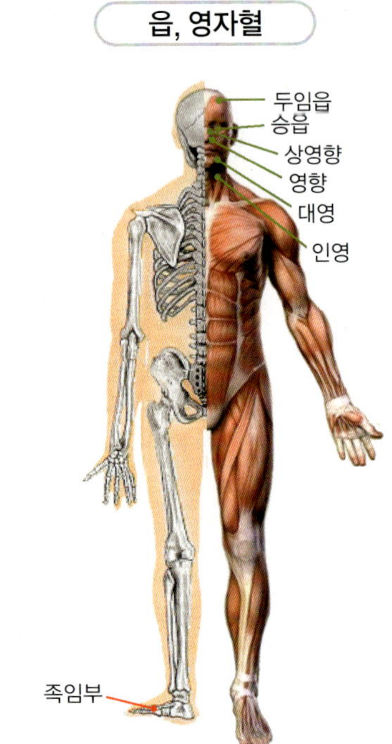

맥자혈

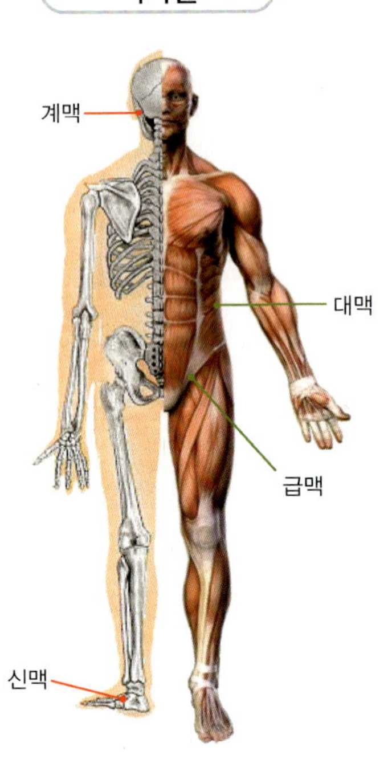

육조영(2013)

인체의 경혈(11)

령자혈

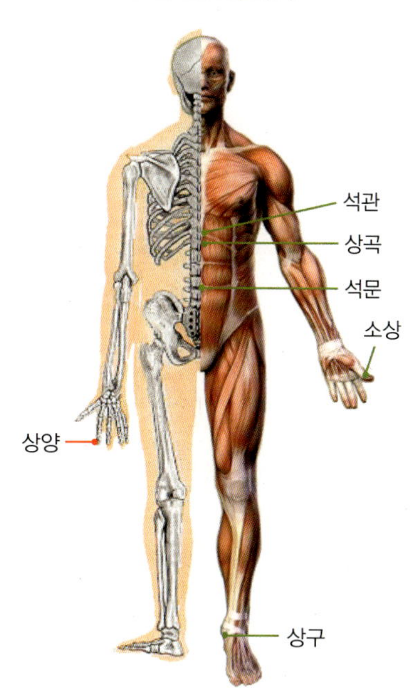

상, 석자혈

백자혈

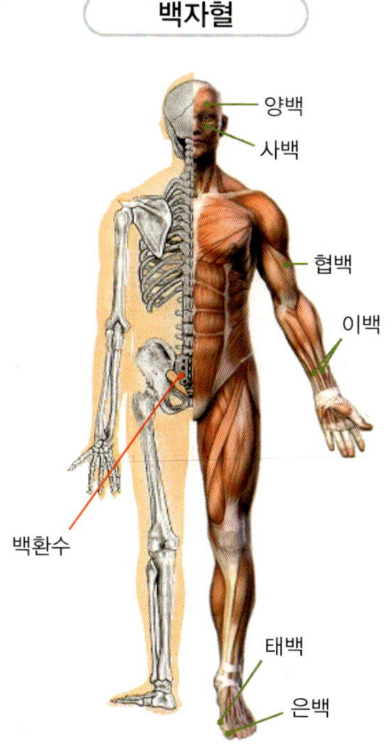

신자혈

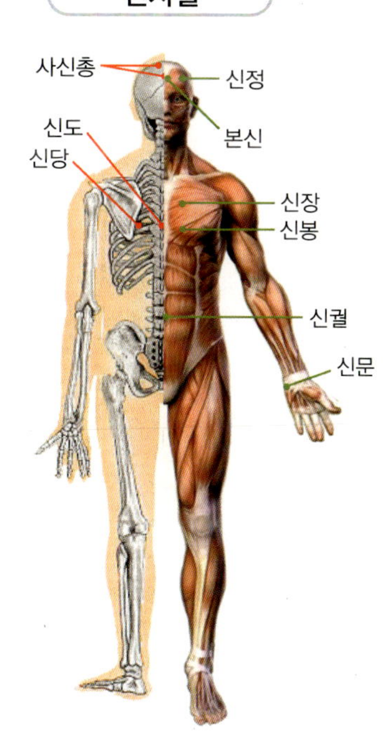

인체의 경혈(12)

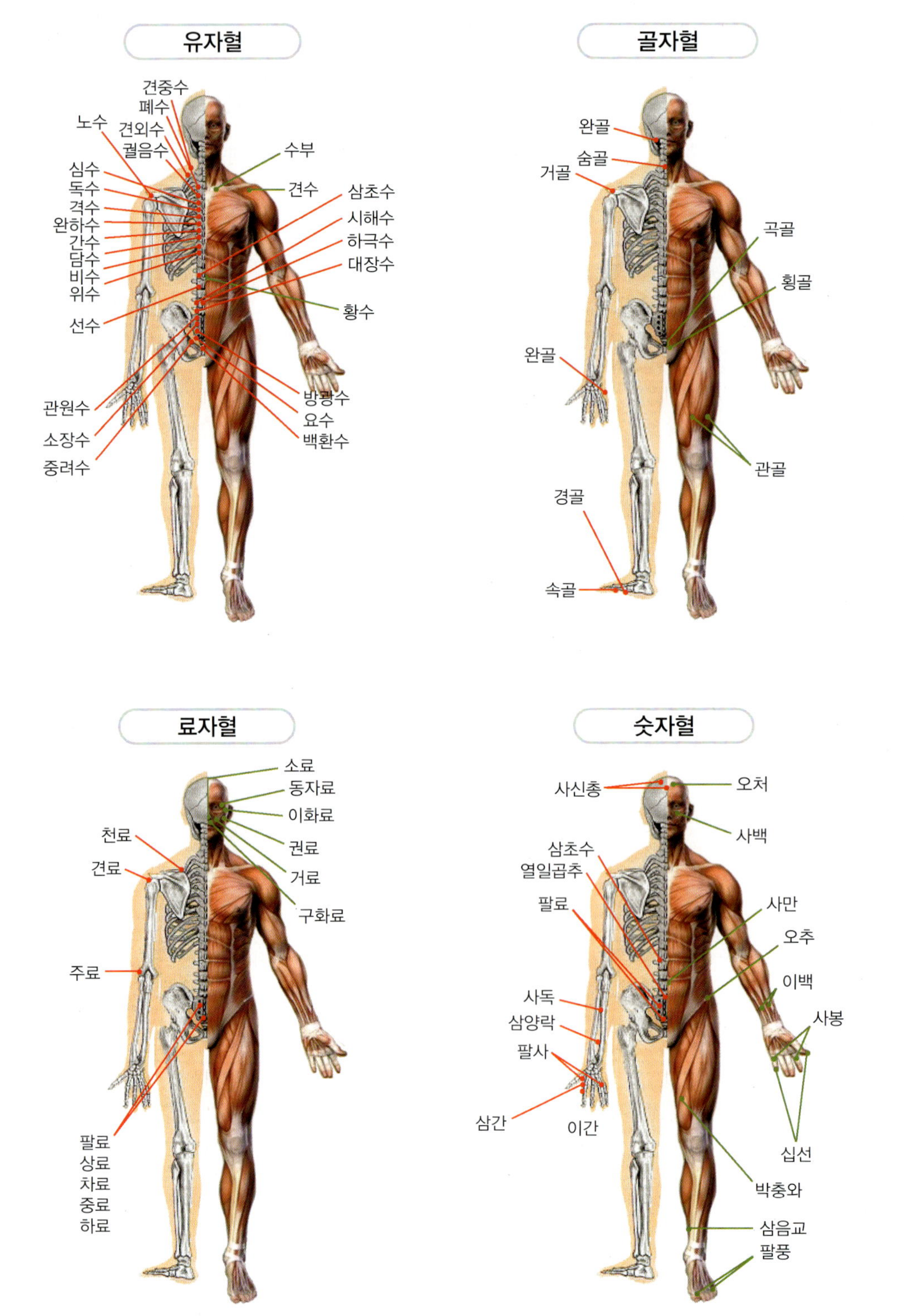

육조영(2013)

인체의 경혈(13)

오수정혈
신정
소택
소상
소충
상양
관충
중충
족규음
지음
용천
오수형혈
전곡
소부
어제
이간
로궁
액문
연곡
대도
행간
협계
족통보
내정
오수수혈
신문
후계
택연
삼간
중저
대릉
족임읍
족임읍
태계
태충
함곡
태백
오수경혈
간사
지구
경거
양계
령도
양곡
부류
중봉
양보
해계
쿤룬
상구

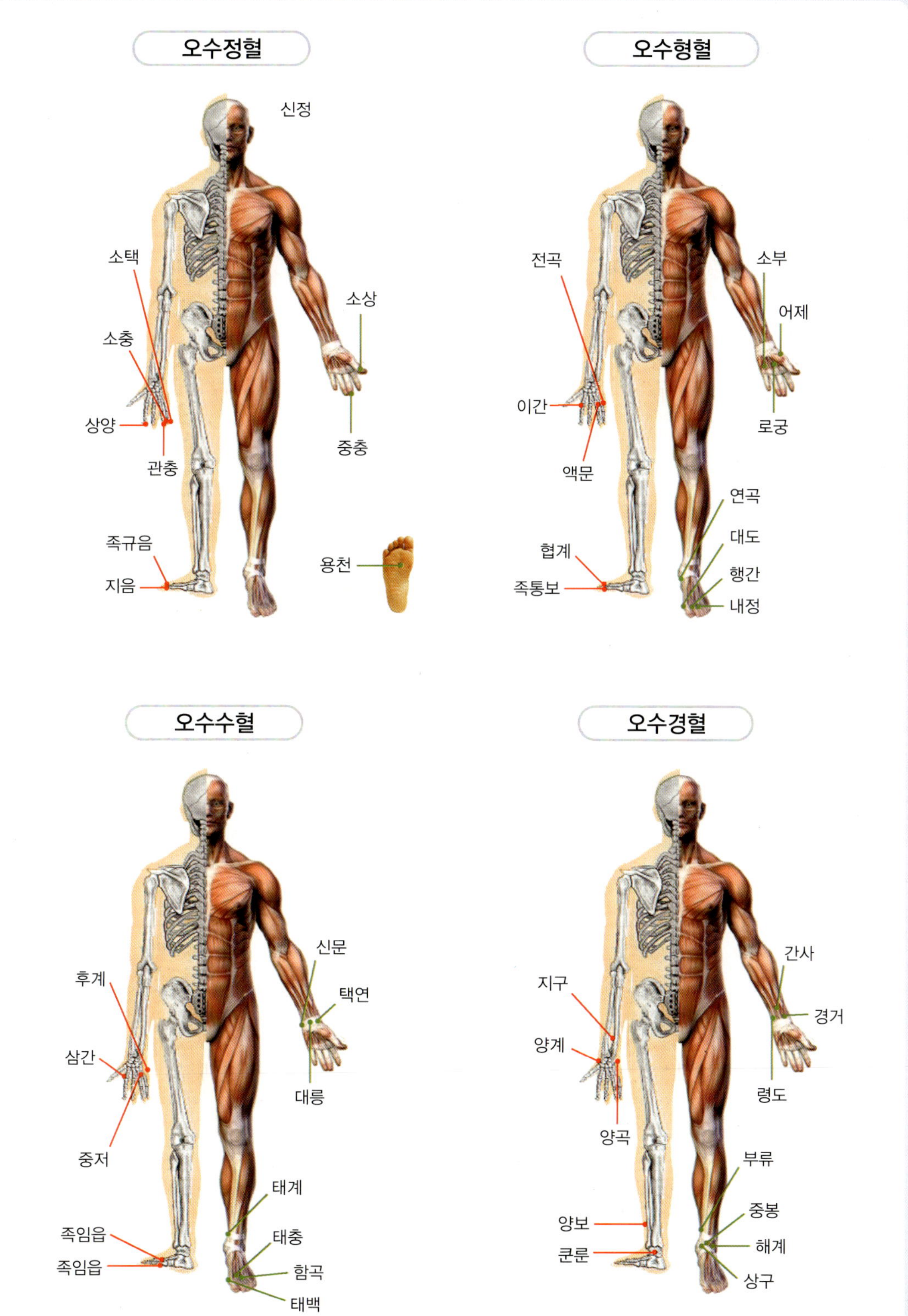

인체의 경혈(14)

합혈, 하합혈
천정
곡지
소해
곡천
음곡
위종
위양
양릉천
소해
곡택
척택
음릉천
족삼리
상거허
하거허
원혈
양지
합곡
완골
구허
경골
대릉
택연
신문
태계
충양
태백
태충
팔회혈
대저 골회
격수 혈회
양릉천 근회
현종(절골) 수회
전중 기회
중완 부회
장문 장회
택연 맥회
맥자혈
계맥
외관
통양유맥
후계
통독배맥
신맥
통양교맥
족규음
통대맥
내관
통음유맥
렬결
통임맥
조해 통음교맥
공손 통충맥

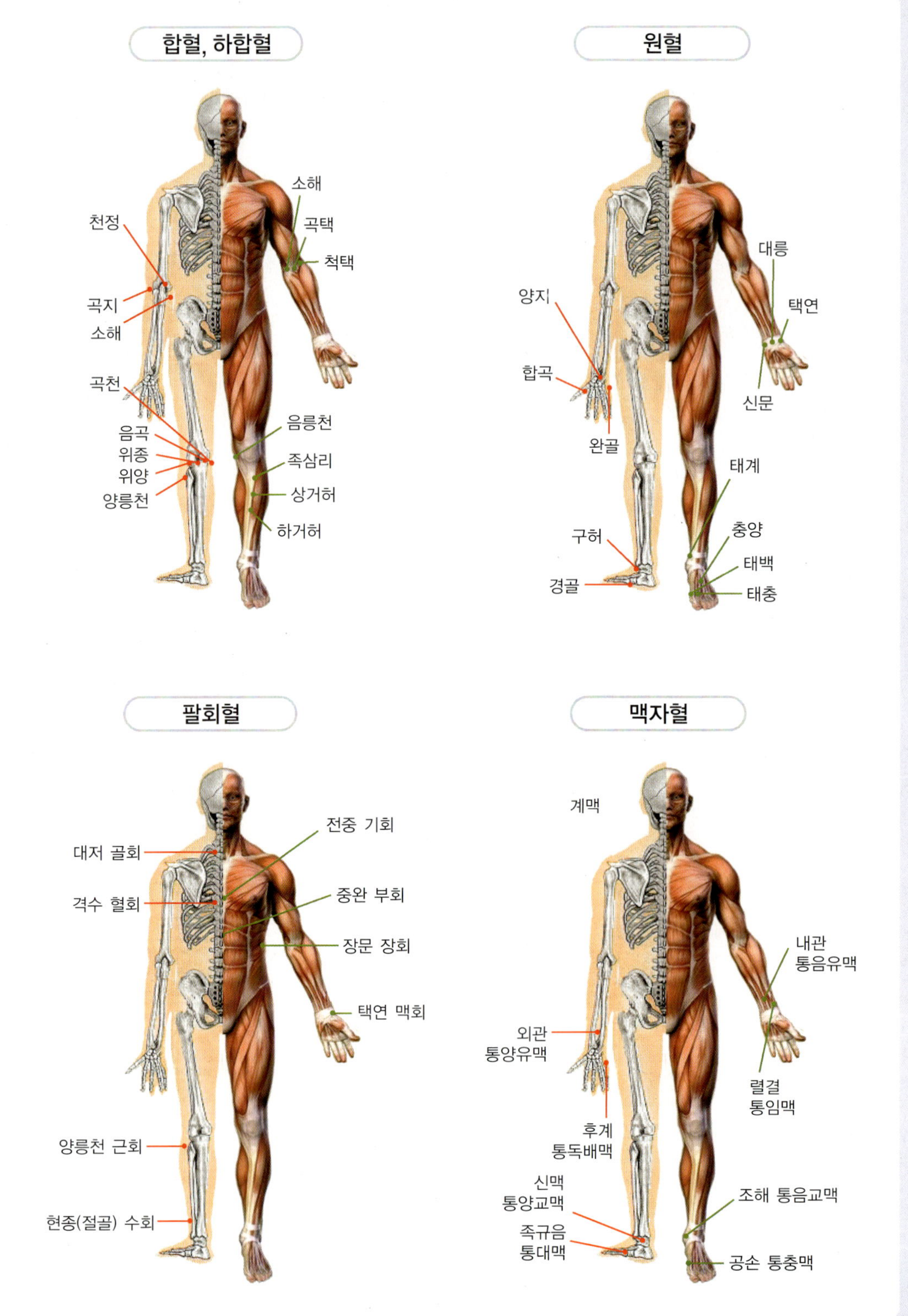

인체의 경혈(15)

락혈
구미
(허리)
대포
내관
지정
렬결
편력
외관
통리
장강
풍륭
비양
려구
광명
대종
공손

극혈
공최
극문
회종
온류
음극
양로
량구
지기
중도
양교
축빈
외구
교신
부양
수천
금문

모혈
중부
전중
거결
기문
일월
경문
중완
장문
천추
석문
관원
중극

배수혈
폐수
궐음수
심수
간수
담수
비수
위수
삼초수
신수
대장수
방광수
소장수

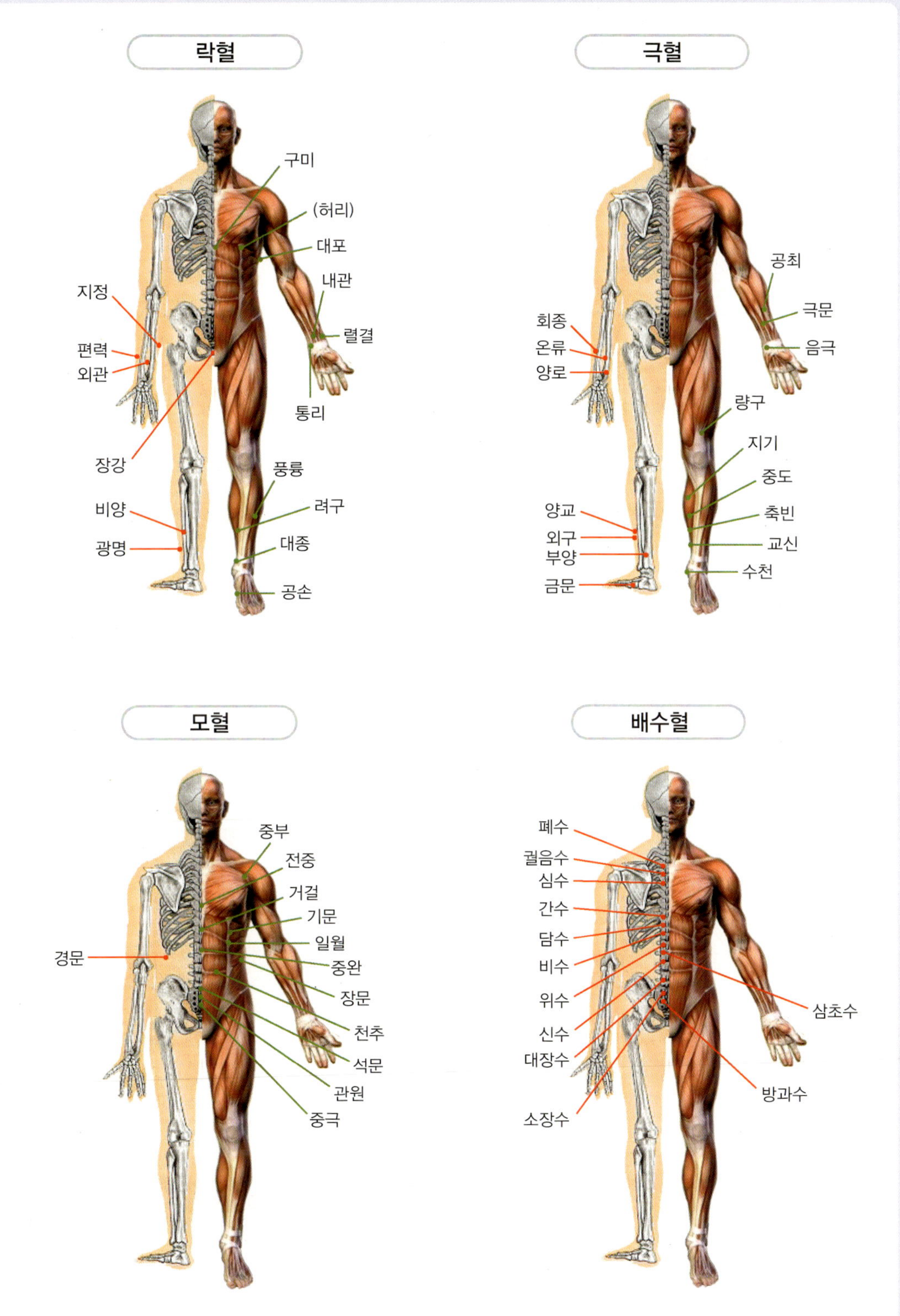

마사지할 때 응급처치법

마사지 과정에서 생각지 못한 일들이 발생할 수 있다. 이때 마사지를 하는 사람에게는 임기응변이 필요하다. 사고가 발생하면 무엇보다 환자가 상해를 입지 않도록 조치해야 한다. 마사지를 할 때 아래와 같은 일이 발생하면 신속하게 다음과 같이 조치한다.

혼절 피술자가 혼절하는 까닭은 첫째, 신체가 허약하거나 아니면 과도한 피로, 배고픔으로 인한 것이다. 둘째, 시술자의 기법이 너무 세거나 마사지 시간이 너무 길어서 발생한다.

이런 상황이 발생하면 곧바로 마사지를 멈추고 환자를 통풍이 잘 되는 곳으로 옮긴 다음 따뜻한 물이나 설탕물을 먹인다. 잠깐 있으면 환자의 상태는 호전된다. 만약 혼절이 심한 환자라면 인중혈을 누르고 족삼리, 합곡 등을 자극하여 깨어나도록 한다.

피부 손상 찰법, 마법, 유법을 사용할 때 흔히 환자의 피부가 손상된다. 이런 상황이 발생하면 마사지를 정지하고 상해를 입은 부위에 소독 처리를 하여야 한다.

골절 이런 상황은 거의 없는데 만약 환자가 불편을 느끼면 바로 병원에 보내 검사를 받도록 한다. 왜냐하면 치료 시기를 놓칠 수도 있기 때문이다. 골절을 예방하려면 마사지할 때 정확한 방법을 선택해야 한다.

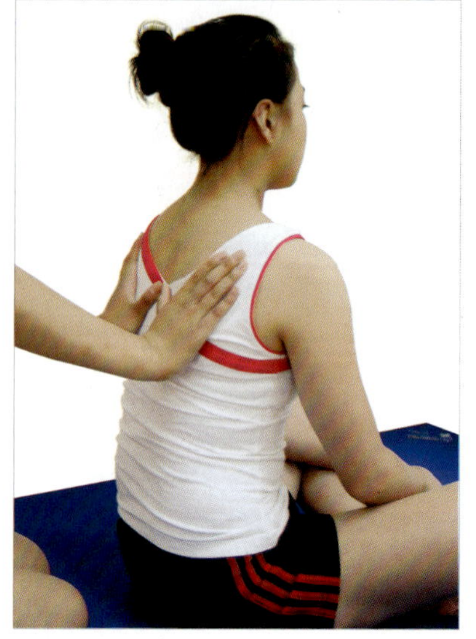

간 질환자를 위한 필수 마사지 요법

01 간 질환으로 인한 변비

▶ **특효혈위** 신유, 대장유(좌), 대거(우)

▶ 마사지기법

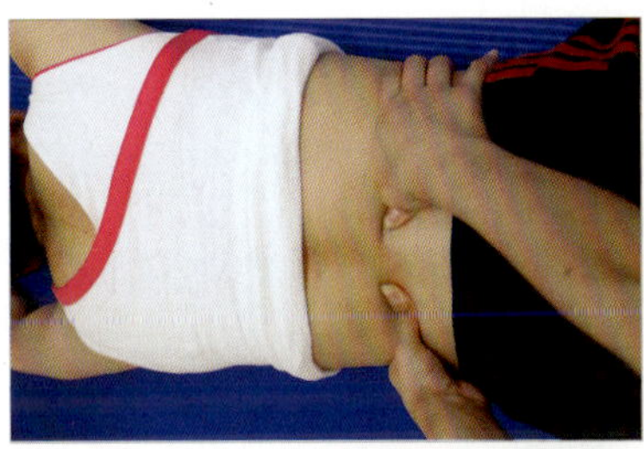

1 환자는 엎드리고 시술자는 양손의 모지 지두로 환자의 신유혈을 누른다. 매회 2분 정도 실시한다.

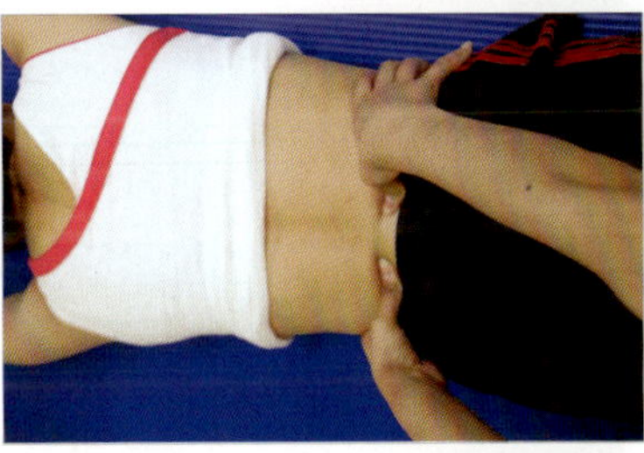

2 환자는 엎드리고 시술자는 모지 지두로 환자의 대장유를 누르며 문지른다. 매회 5분간 실시한다.

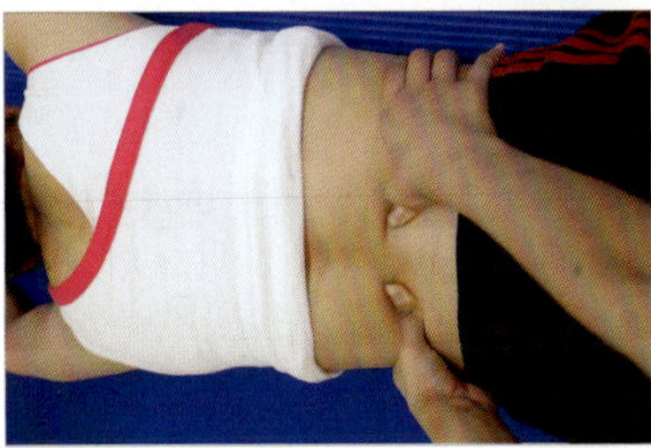

3 환자는 눕고 시술자는 양손의 지첨으로 환자의 대거혈을 누르며 문지른다. 동시에 원형으로 돌린다. 매회 3분 정도 하고 매일 2회 실시한다.

02 만성간염

▶ **특효혈위** 거궐, 기문(좌). 곡천(우)

▶ **마사지기법**

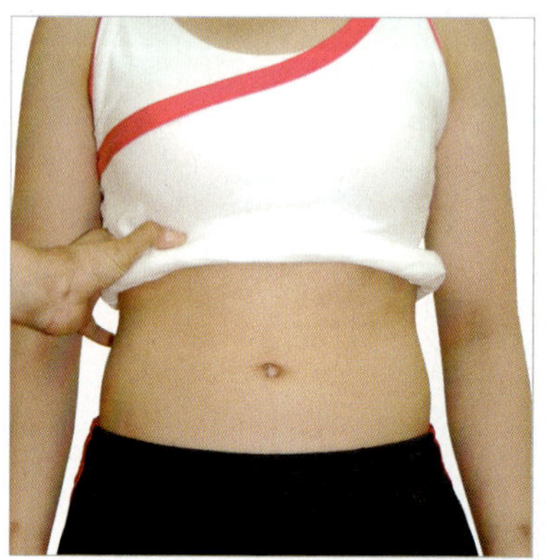

1 모지 지첨으로 기문혈을 누르며 원형으로 돌린다. 매회 2분 정도 하고 매일 2회 실시한다.

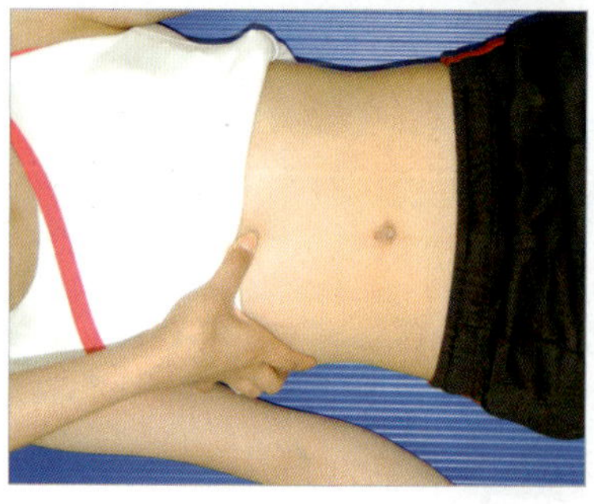

2 모지 지두로 거궐혈을 누르며 원형으로 돌린다. 힘은 적당히 주어야 한다.

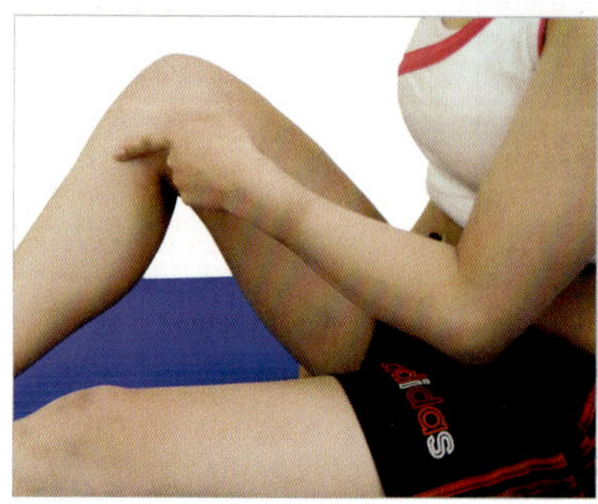

3 시지 지첨으로 곡천혈을 누르며 원형으로 돌린다. 매회 좌우로 3분 동안 하고 매일 2회 실시한다.

03 간 질환자의 심리 안정

간 질환자는 반드시 즐거운 마음을 유지해야 한다. 환자는 특히 질병을 이길 수 있다는 믿음을 가지고 정신적 스트레스를 이기면서 적극적이며 주동적으로 치료에 임해야 한다. 또한 환자는 낙관적인 태도를 유지하여 정신의 과도한 긴장을 피해야 한다. 특히 비관과 분노를 자제해야 한다.

04 간 질환으로 인한 식욕부진

▶ **특효혈위** 간유, 비유, 위유(좌), 족삼리(우)

▶ **마사지기법**

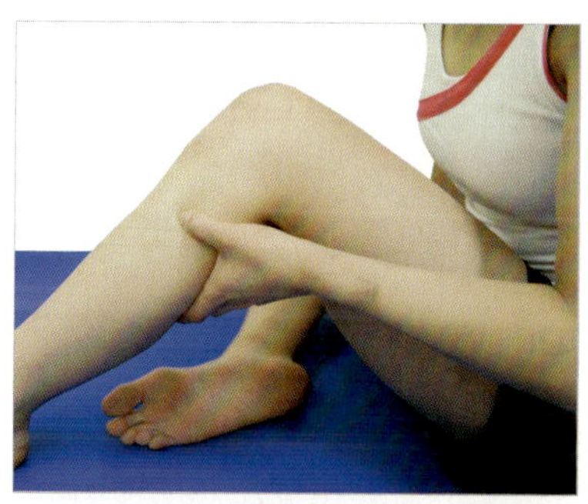

1 지첨을 사용하여 수직으로 족삼리혈을 누르거나 손바닥을 펴 다리를 잡고 모지로 이 혈위를 누른다. 힘은 좀 세게 한다. 매회 좌우로 5분 동안 하고 매일 2회 실시한다.

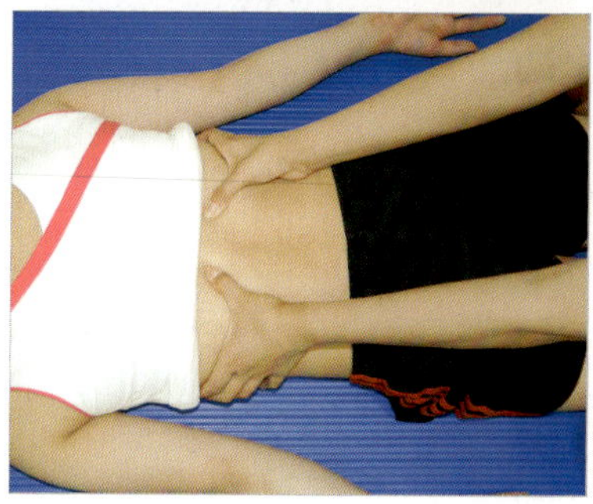

2 양손의 지첨으로 비유혈을 누르며 문지른다. 매회 좌우로 2분 동안 실시한다.

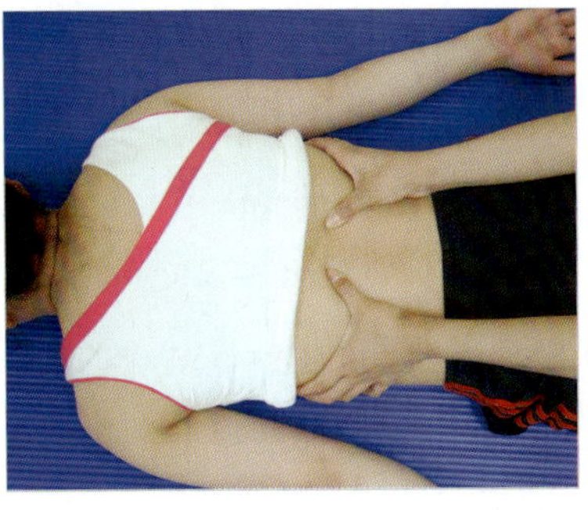

3 환자는 엎드리고 시술자는 양손의 모지 지두로 간유를 누르며 문지른다. 매회 좌우로 2분 동안 실시한다.

4 환자는 엎드리고 양손의 지두로 위유혈을 누르며 문지른다. 매회 좌우로 2분 동안 실시한다.

▶ Point

병은 입으로 들어온다. 따라서 간 질환자는 일상생활에서 구강과 피부 청결을 유지해야 한다. 간 질환자는 이를 자주 닦고 목욕을 하며 구강 점막과 잇몸에 궤양이 생기지 않도록 해야 한다. 또한 화농성 피부염을 방지하여 신체의 불편이 가중되지 않도록 해야 한다.

05 간 질환으로 인한 비만, 식욕과다

▶ **특효혈위** 중완, 천추, 음교, 관원

▶ **마사지기법**

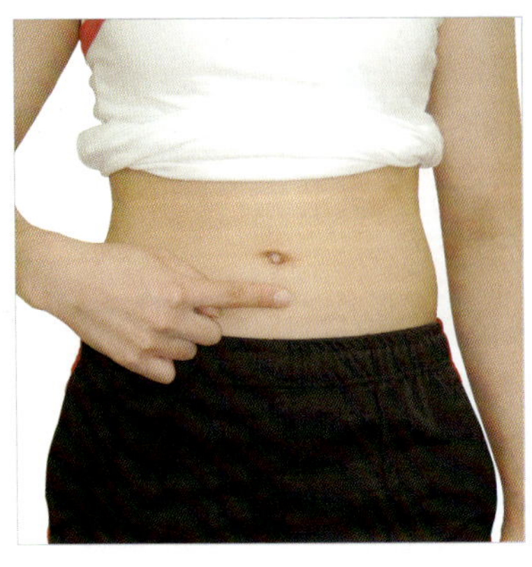

1 지두로 음교혈을 누르고 문지르며 원형으로 돌린다. 힘은 적당해야 하며 반복해서 할 수 있다.

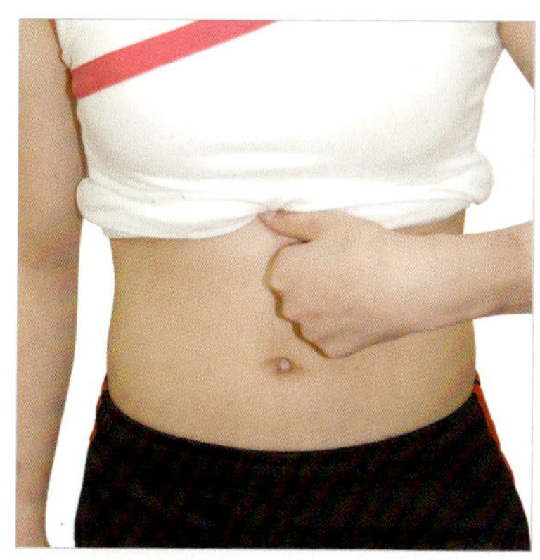

2 지두로 중완혈을 누른다. 힘은 좀 가볍게 해야 한다. 왜냐하면 힘이 세면 복부의 내장을 상하게 할 수 있기 때문이다.

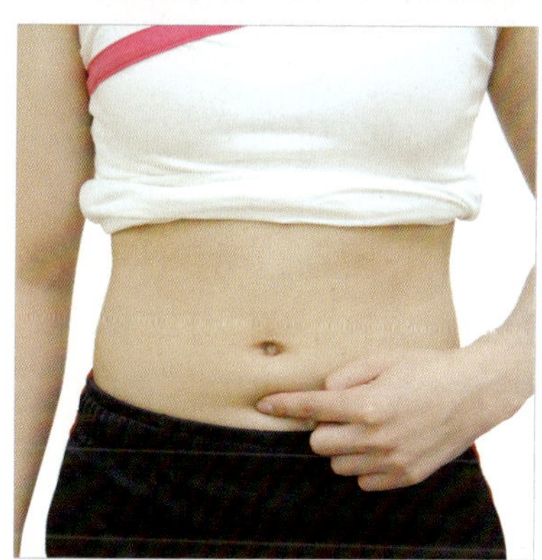

3 지두로 관원혈을 누르고 문지르며 원형으로 돌린다. 힘은 좀 세게 하며 반복하여 실시할 수 있다. 매회 3분 정도 실시한다.

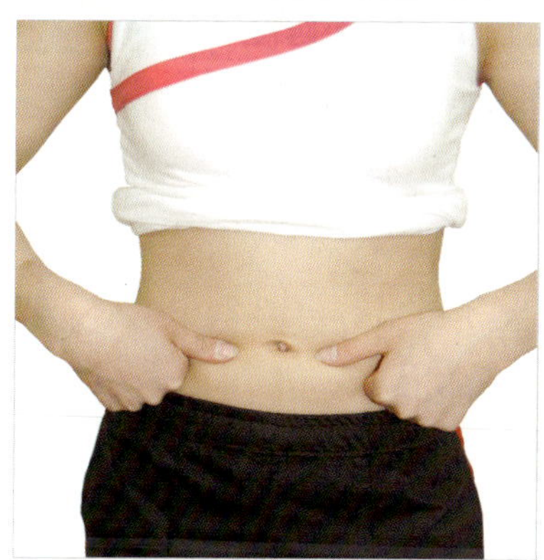

4 양손의 모지 지두로 천추혈을 누르며 안으로부터 밖으로 실시한다. 힘은 가볍게 하며 매회 좌우로 3분 동안 하고 매일 2회 실시한다.

06 간 질환으로 인한 숙취

▶ **특효혈위** 맹유

▶ **마사지기법**

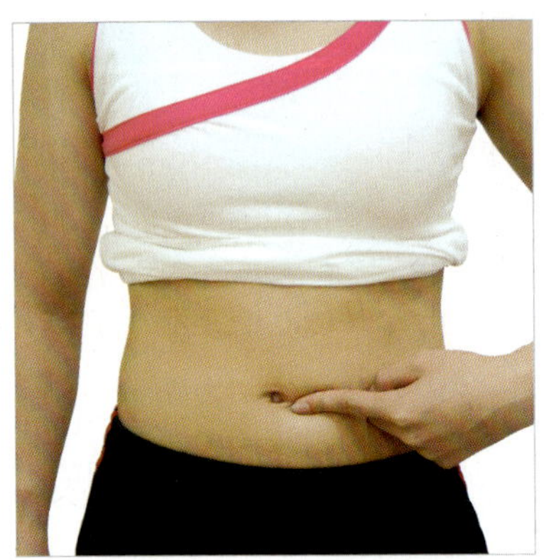

지두로 수직으로 맹유혈을 누른다. 가능한 환자가 숨을 들이마시면서 복부가 꺼질 때 마사지를 실시하면 좋다. 매회 3분 동안 하고 매일 2회 실시한다.

▶ **Point 마사지 주의사항**

- 마사지를 실시할 때 마사지 부위와 마사지기법에 주의해야 한다. 피술자는 신체상 차이가 있으므로 부위별 마사지에 주의해야 한다. 예를 들면 허리와 엉덩이 부위는 힘을 세게 하고 가슴과 복부는 힘을 약하게 쓰며 청장년은 힘을 세게 하고 노인, 아동은 힘을 약하게 써야 한다.
- 허리 신장 부위를 마사지할 때는 타법을 사용하지 말아야 한다. 신장에 손상을 입을 수 있기 때문이다.
- 매회 마사지 시간은 너무 길지 않아야 한다. 매일 1회 12일을 한 번의 치료 과정으로 한다.
- 마시지 후 적당히 휴식을 취해야 한다. 피술자는 바로 목욕하지 말아야 한다.

- 마사지할 때 피술자는 쉽게 잠이 들므로 사전에 타월로 덮어줘야 감기에 걸리지 않는다.

07 손 마사지 자가치료

간을 보양한다.

▶ **특효혈위** 합곡, 양지(좌), 내관(우)

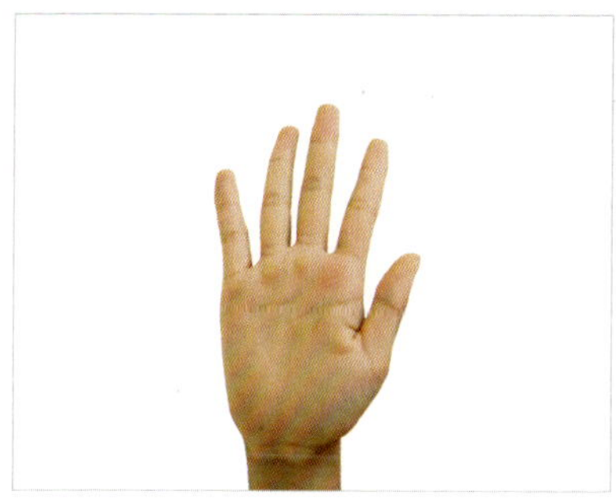
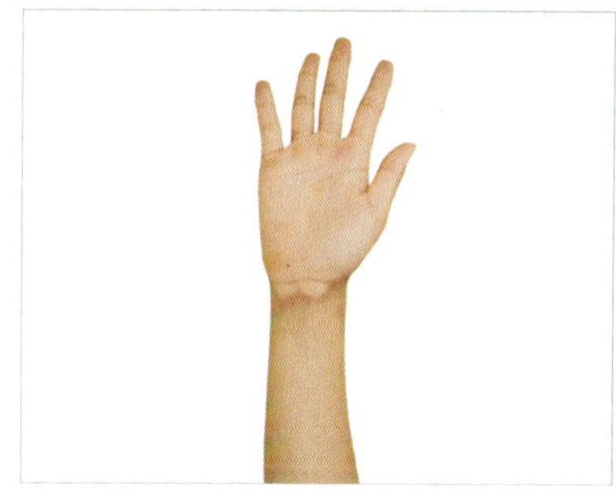

▶ 마사지기법

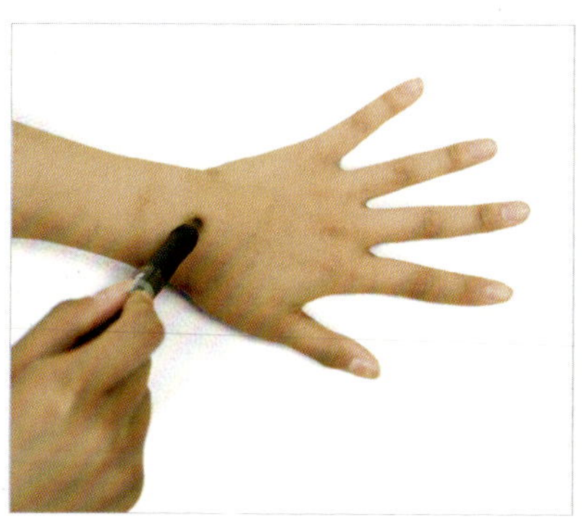

1 숟가락으로 가볍게 왼손 손목에 있는 양지혈을 누르며 문지른다. 그런 다음 손을 바꾸어 같은 방법으로 오른손의 양지혈을 누르며 문지른다. 이런 자극은 7번 경추에 이르는데 간을 보양하는 작용을 한다. 마사지는 2~3분간 계속 하는 것이 좋다.

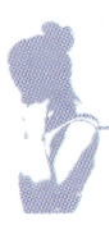

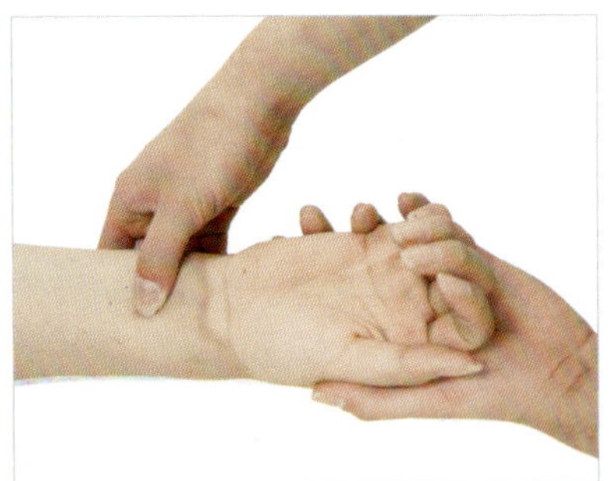

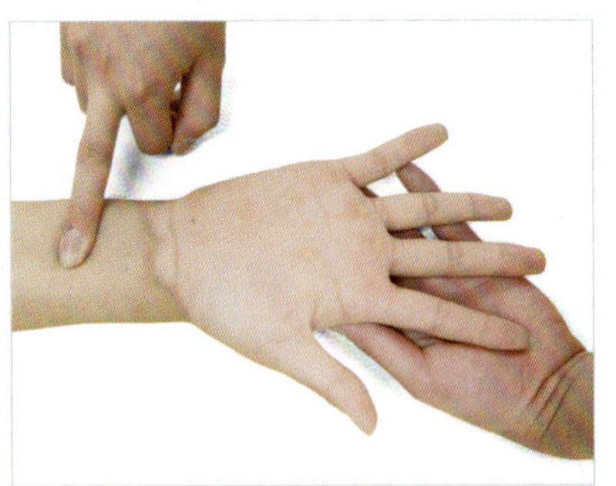

2 시술자는 한 손으로 환자의 오른손을 잡고 다른 손의 간지 지두로 환자의
내관혈을 누른다. 천천히 가볍게 50~60회 문지른다. 다시 바꾸어 2~3분
간 누르면 된다. 모지로 내관혈을 꼭꼭 누르는 동시에 환자로 하여금 부단
히 숨을 내쉬게 하며 저리고 아픈 느낌이 들 때까지 약 3분간 마사지한다.

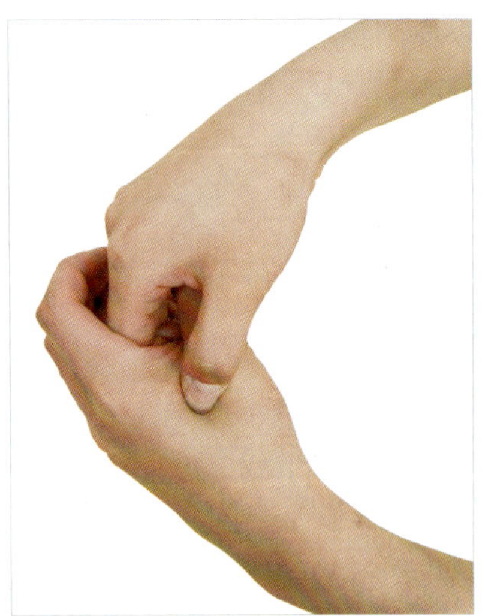

3 시술자는 오른손 시지의 두 번
째 지절과 모지 지두를 하나는
위에 하나는 아래로 환자의 합
곡을 누른다. 10회 누른 뒤 손
을 바꾸어 왼손의 합곡혈을 같
은 방식으로 10회 누른다. 이
렇게 중복하여 10회 실시한다.
매번 대개 5~10분, 매일 누르
는 횟수는 제한하지 않는다.

▶ Point 마사지할 때 상용 물품

- **활석분 혹은 땀띠약** 시원하고 가려움을 멎게 하고 습기를 가시고 피부를 보양하는 작용을 하는데 쉽게 땀이 나는 체질인 사람과 여름에 날씨가 더워서 땀이 많은 사람에게 사용한다.

- **바셀린** 피부를 윤기 있게 만들며 마찰을 감소시키는 작용을 하는데 혈위와 발마사지에 적용된다.

- **신선한 우유 또는 마사지 연고** 피부를 윤기 있게 만들며 피부가 건조한 사람에게 마사지할 때 사용한다.

- **생강즙** 생강즙 혹은 생강편을 75% 농도의 알코올에 5~7일간 불린 것을 사용한다. 생강즙은 한기를 몰아내고 정기를 바로잡으며 경락을 따뜻하게 하고 통하게 하는 작용을 한다. 풍한과 한기가 뭉쳐 기가 통하지 않는 사람을 마사지할 때 사용한다.

- **배갈 혹은 약주** 경락을 따뜻하게 하고 월경통을 해소하며 경락을 통하게 하는 작용이 있다. 부상으로 인해 벌겋게 부으며 아픈 외상 질환자들을 마사지할 때 사용한다.

- **홍화유** 홍화유에는 동청유, 홍화, 박하뇌 등 중약이 함유되어 있다. 홍화유는 경락을 통하게 하고 혈액순환을 촉진시키며 통증을 해소하는 작용을 한다. 관절 근육이 삐거나 부상을 입은 사람을 마사지할 때 사용한다.

08 만성간염

▶ **특효혈위** 대릉

▶ **마사지기법**

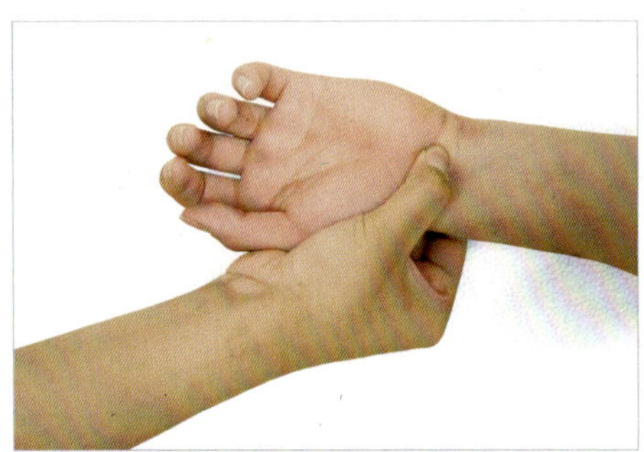

모지를 굽혀 지점으로 대릉혈을 내리누른다. 매회 좌우로 2분 정도 하고 매일 2회 실시한다.

▶ **Point 만성간염 환자의 보양심경**

- 황달이 심해지는 위해성을 인식해야 한다. 일단 황달이 생기면 간에 염증이 있거나 간세포가 괴사하는 현상이 생긴다. 때문에 만성간염 환자에게 황달이 생기면 제때 휴식을 취하게 하는 한편 병원에 가서 의사한테 진료를 받게 해야 한다.
- 금주. 알코올은 간장에 대한 손상을 크게 한다. 알코올은 간 질환증상을 가중화시킬 뿐만 아니라 항바이러스 약물의 치료 효과에도 영향을 미친다.
- 휴식과 영양 섭취가 적당해야 한다. 과도한 휴식과 많은 양의 영양 섭취는 영양과잉을 초래하여 지방간과 기타 질환을 유발한다.
- 약을 적게 쓰고 마음대로 쓰지 말아야 한다.
- 약물을 복용할 때는 반드시 의사의 지시대로 제때 복용해야 한다.
- 만성간염의 치료 시간은 일반적으로 비교적 길다. 따라서 간염 환자들은 낫는다는 신념을 가지고 적극적으로 치료에 임해야 한다.

09 간 질환으로 인한 변비

▶ **특효혈위** 합곡

▶ **마사지기법**

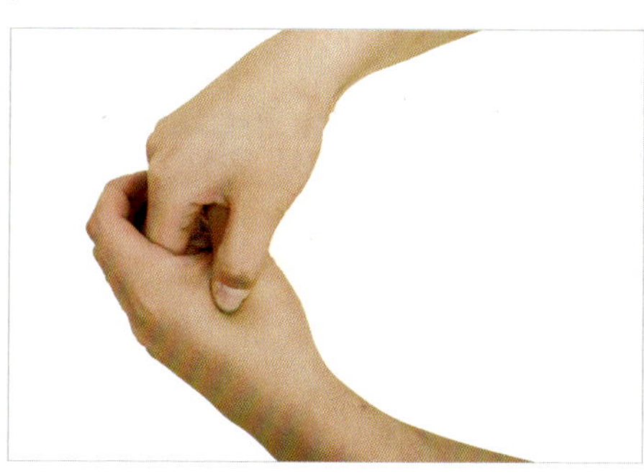

모지 지첨으로 합곡혈을 내리 누른다. 매회 2분 정도, 매일 2회 실시한다. 힘을 적당히 주어야 한다.

▶ **Point 변비를 해소하는 작은 힌트**

- 식단을 조절한다. 금연, 금주, 자극적인 음식을 적게 먹거나 먹지 않는다. 식이섬유를 함유한 음식을 많이 먹는다. 청년은 녹색잎의 채소를 많이 먹어야 하며 노인은 적당히 굵은 섬유류 식품을 섭취해야 한다.

- 규정한 시간에 배변하는 습관을 길러 불량한 배변 습관을 고쳐야 한다. 예를 들면 자주 변을 참거나 변기에 앉아 책이나 신문을 보고, 장기간 설사약을 먹는 습관 등은 반드시 고쳐야 한다. 이런 습관을 고치면 장의 연동도 규칙적으로 바뀐다.

- 양호한 생활습관을 길러야 한다. 일상생활 중 규율적이고 적극적으로 신체 활동에 참가하며 낙관적인 정신 상태를 유지해야 한다. 이런 좋은 습관은 소화기의 기능을 개선하는 데 도움이 된다.

- 장기간 침대에 누워 있는 사람은 손으로 복부를 마사지하여 위장의 연동을 촉진시켜 변비를 개선해야 한다.

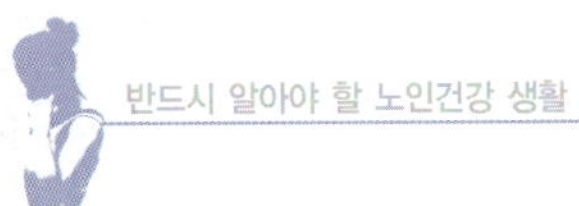

10 간 질환으로 인한 전신권태

▶ **특효혈위** 노궁, 신문

▶ **마사지기법**

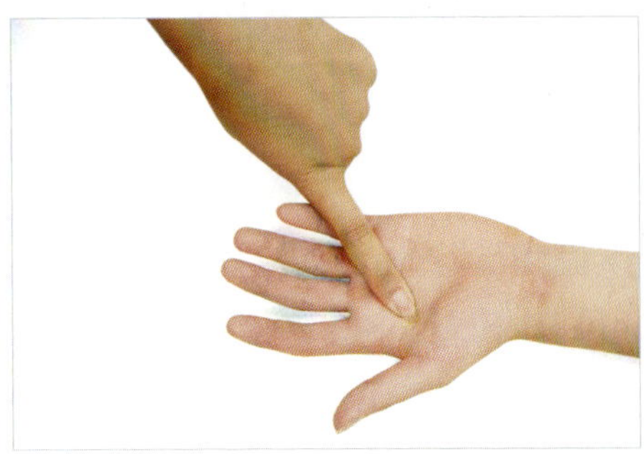

1 환자의 왼손의 모지를 굽히고 시지 지두로 힘 있게 오른손의 노궁혈을 마사지한다. 양손을 교체하여 마사지한다. 매회 5분 정도 하고 매일 2회 실시한다.

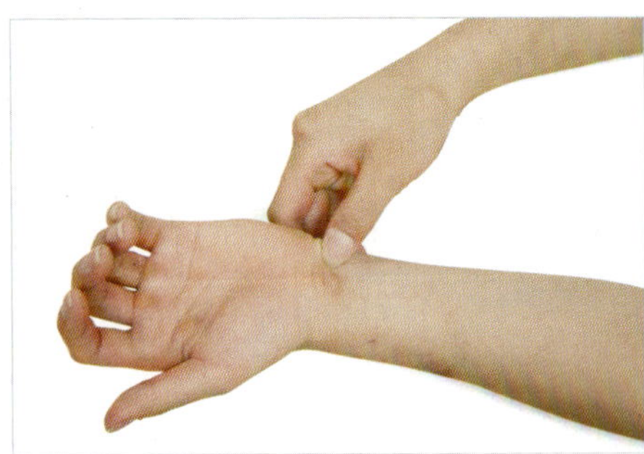

2 모지 지두로 신문혈을 누른다. 매회 좌우로 3분 정도 하고 매일 2회 실시한다. 힘을 적당히 주어야 한다.

▶ **Point** 간 질환으로 인한 전신권태 해소법

- 생활습관을 규칙적으로 한다. 일찍 자고 일찍 일어나며 밤을 새지 않는다.
- 운동을 꾸준히 하며 체질을 강화해야 한다.
- 금연, 금주를 하면서 나쁜 습관을 고친다.

11 발 마사지 자가요법

▶ 특효혈위 태충

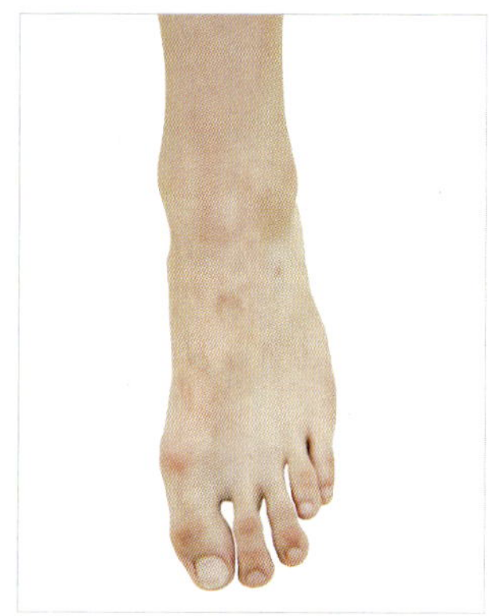

▶ 마사지기법

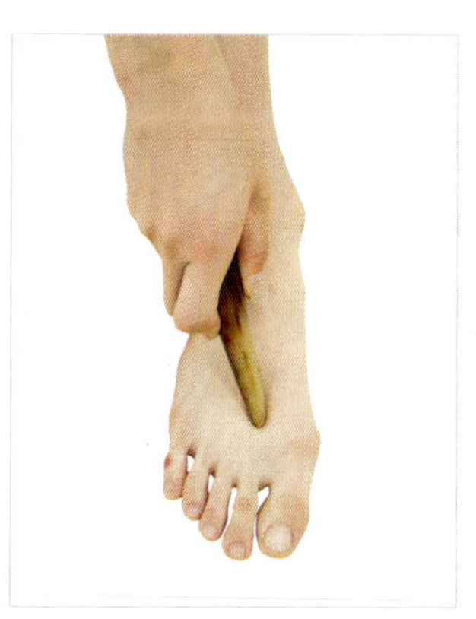

마사지봉으로 태충혈을 문지른다. 환자가 시큰시큰하고 땡땡할 정도로 느끼면 좋다. 매회 3분 정도 하고 매일 2회 실시한다.

▶ Point 발 마사지 주의사항

• 마사지를 하는 방은 통풍이 양호해야 하며 온도도 적당해야 한다.

환자가 선선한 바람을 맞아 감기에 걸리지 않도록 해야 한다. 여름에 마사지할 때는 선풍기 바람을 환자의 양발에 쏘이지 말아야 한다.

- 마사지 전에 환자는 양발을 깨끗이 씻고 발톱을 잘라야 한다. 피부를 상하거나 교차 감염을 방지해야 하기 때문이다.
- 식전 30분, 식후 한 시간 내에는 발 마사지를 하지 말아야 한다.
- 기법이 잘못되어 국부가 벌겋게 붓거나 어혈이 생기면 홍화유나 장뇌정 등을 발라 정상으로 회복시킨 후 다시 마사지를 실시해야 한다.
- 사람마다 발의 특징이 다르므로 개인의 상황에 맞게 반사구를 정확히 찾아야 한다. 마사지할 때 힘의 방향이 정확해야 한다. 힘은 적당해야 하며 균일하고 침투감이 있어야 한다.

12 지방간

▶ **특효혈위** 뇌하수체, 갑상선, 부신, 위, 신장, 십이지장, 복강신경총, 수뇨관, 방광(좌), 간, 담(중), 흉추, 요도(우)

▶ 마사지기법

1) 간, 담낭 반사구를 각각 50회 누르며 문지른다. 힘은 환자가 국부가 시큼시큼해 하고 땡땡할 정도로 하면 된다.
2) 신장, 수뇨관, 요도 반사구를 반복하여 5회 누르며 밀어준다. 발가락 방향에서 발뒤꿈치 방향으로 누르며 밀어준다.
3) 십이지장, 갑상선, 복강신경총 반사구를 각각 20회 누른다. 힘은 환자가 국부가 시큰시큰해 하고 땡땡할 정도로 하면 된다.
4) 손가락을 굽혀 2번째 지절 아래 부위로 뇌하수체 반사구를 50회 좌우 누르며 문지른다. 힘은 점차 세게 더하고 환자가 국부가 시큰시큰해 하고 땡땡할 정도로 하면 된다.
5) 부신, 방광 반사구를 차례로 누르며 밀어준다. 각각 2분간 실시한다.

6) 연필로 발뒤꿈치 방향으로 흉추 반사구를 누르며 밀어준다. 반복하
여 5~10회 실시한다.

7) 시지, 간지 관절로 위 반사구를 30회 누르며 긁어 준다. 환자가 견
딜만한 정도로 하면 된다.

▶ Point **지방간 환자의 자아보양법**

- 절대 음주를 하지 않는다.
- 우유를 선호하는 환자는 지방을 제거한 우유나 요구르트를 선택해
서 음용해야 한다.
- 동물유를 먹지 말고 식물유의 총 섭취량도 하루 20g을 초과하지 말
아야 한다.
- 매일 신선한 녹색 야채를 식용해야 하는데 총량은 하루 500g이 적
당하다.
- 과일로 일부 주식을 대체해야 한다. 예를 들면 만약 매일 사과 한 개
씩 먹으면 주식은 50g씩 감소해야 한다.
- 지방을 낮추는 기능이 있는 음식을 많이 먹는다. 예를 들면 귀리, 좁
쌀 등 잡곡, 검은 목이버섯, 다시마, 발채, 유채꽃 등 채소를 많이 먹
어야 한다.
- 지방간 환자들의 간 기능이 심상치 않거나 트랜스아미나제가 높아
질 때 반드시 병원에 가야 한다. 의사의 지도 아래 지방과 효소를 낮
추는 약, 어유류 건강보조식품을 복용해야 하며 과다복용은 삼가야
한다.

두면부 치료 마사지

01 만성간염

▶ **특효혈위** 백회, 두위, 태양

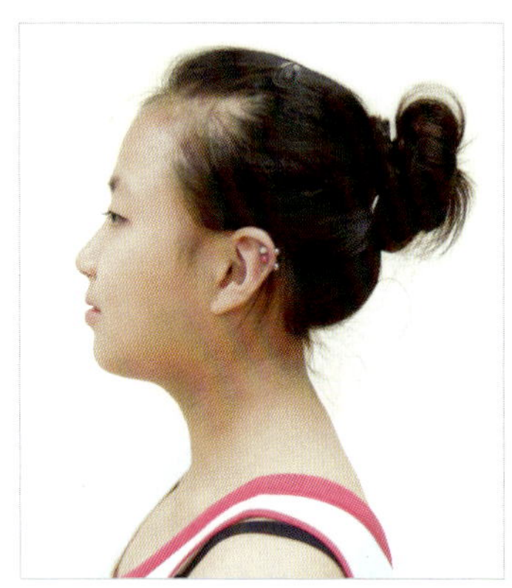

▶ 마사지기법

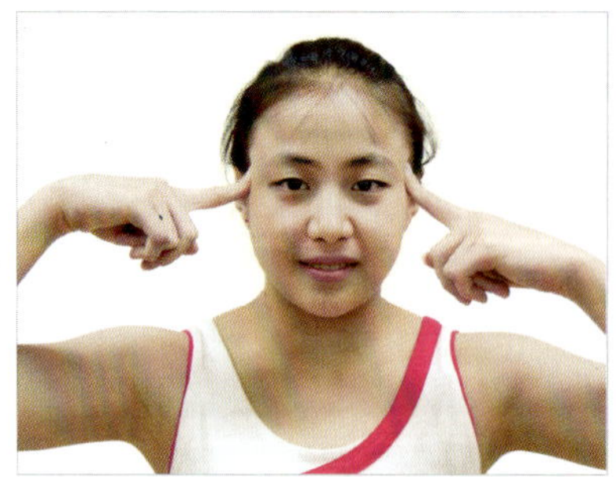
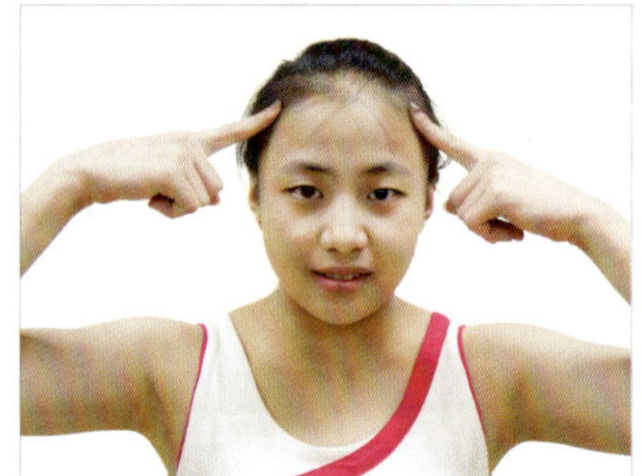

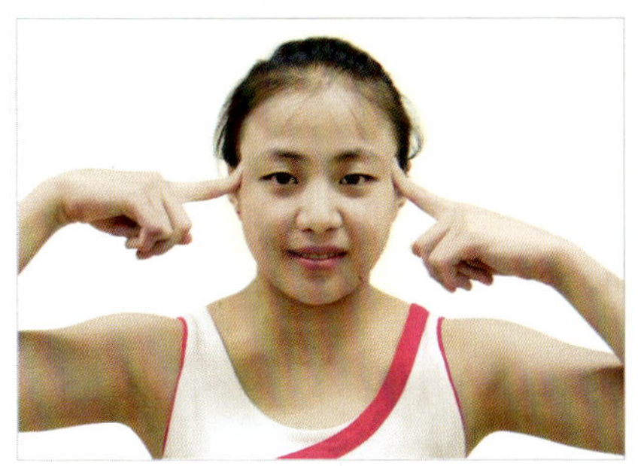

만성간염 환자는 양손의 손가락으로 태양, 두위, 백회 등 혈위를 15~30분간 누른다. 간 질환자들에게 보조적인 치료작용이 있고, 특히 만성간염 환자들의 수면에 이롭다.

▶ Point

- 만성간염 환자는 적당히 운동을 해야 한다.
- 약물과 마사지 치료 외에 만성간염 환자는 적당한 운동을 해야 한다. 이는 만성간염 환자의 중추신경 계통의 장력을 향상시켜 대뇌피질과 식물신경계통이 간장에 대한 조절 기능을 개선하고 간 기능 회복에 도움이 되기 때문이다. 전문가들은 만성간염 환자에게 체력이 허락하는 한도 내에서 태극권이라든지 조깅 같은 운동을 권고하고 있다.

02 간 질환으로 인한 숙취

▶ **특효혈위** 백회, 천주

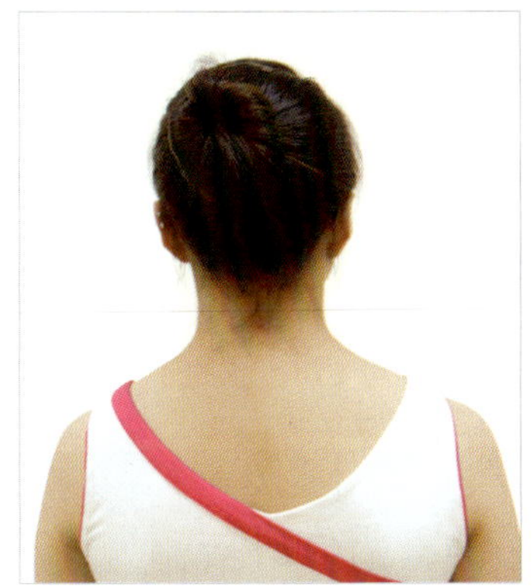

▶마사지기법

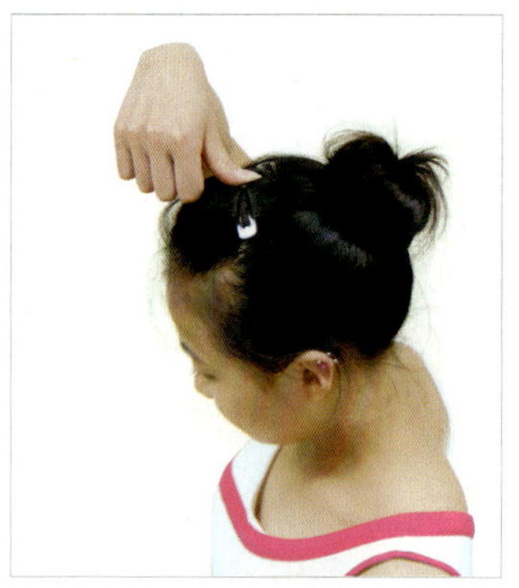

1 모지로 백회혈을 누른다. 양손의 손가락을 겹쳐 백회혈을 눌러도 된다. 매회 좌우로 2분 동안 누르며 문지른다.

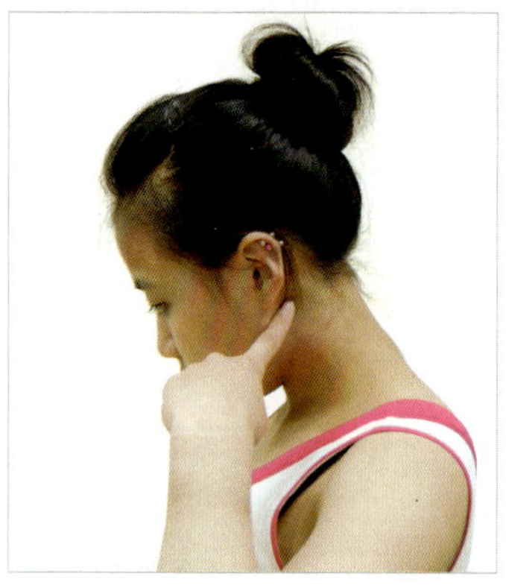

2 양손의 지두로 천주혈을 누른다. 위로부터 아래로 혹은 아래로부터 위로 매회 2분 동안 좌우로 마사지 한다.

▶Point 마사지 요령

정확한 기법으로 마사지를 해야 피로를 해소하고 질환을 해소하는 효과를 볼 수 있다. 그러나 마사지 방법이 정확하지 못하면 증상을 악화시킬 수 있다. '실한 자는 사하고 허한 자는 보한다'는 보사원칙에 따라 체질이 좋은 사람은 비교적 강한 자극 기법을 사용하고 중증 환자나 체질이 허약한 환자는 약한 자극 기법을 사용한다. 마사지를 할 때 빈도가 빠른 자극은 중추신경의 흥분을 불러일으키고 빈도가 느린 자극보다 더욱 효과적인 변화를 가져올 수 있다.

03 간 질환으로 인한 전신권태

▶ **특효혈위** 풍지, 완골

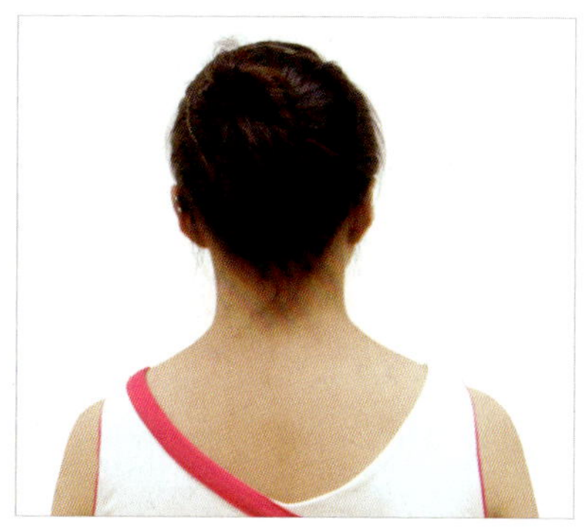
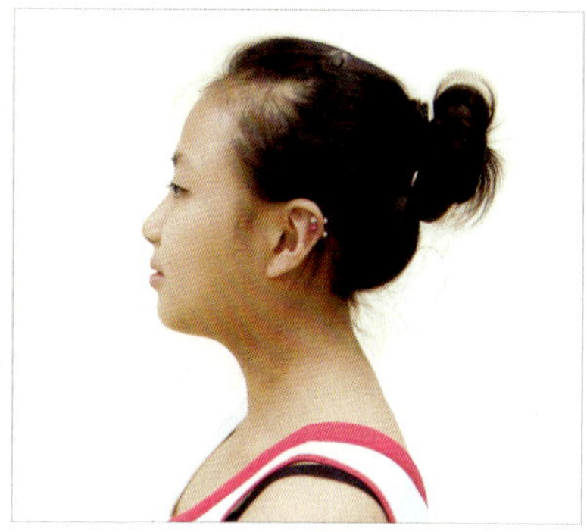

▶ 마사지기법

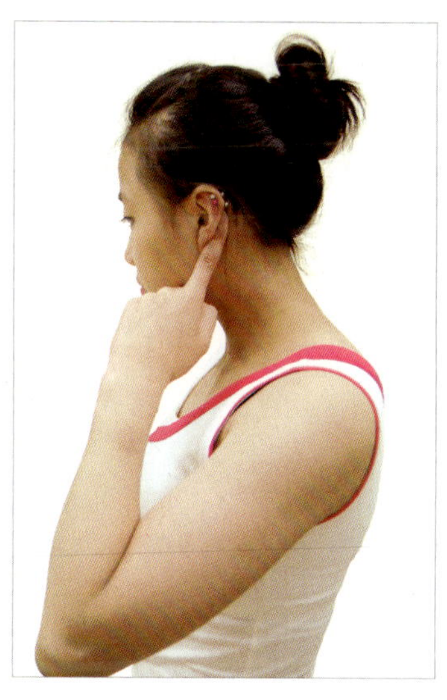

1 양손의 손바닥으로 머리를 감싸고 다섯 손가락을 벌려 손가락으로 완골혈을 누르며 문지른다. 아래에서 위로 운동한다. 동시에 손바닥으로 경부를 마찰한다. 매회 2분간 매일 2회 실시한다.

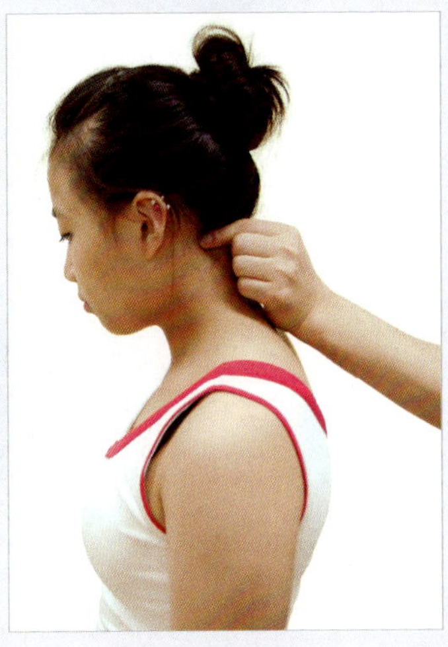

2 환자는 앉은 자세를 취하고 시술자는 손가락 지두로 풍지혈을 누르며 마사지한다. 누르는 힘은 적당해야 하며 매회 1분씩 실시한다. 환자가 시큰시큰해 하고 땡땡할 정도로 하면 된다.

▶ **Point** 권태를 완화시키는 두부 마사지

- 양손의 손가락을 벌리고 지복을 마주하여 손가락 끝을 두피에 바싹 붙이고 앞이마 위 언저리로부터 점차 뒤로 왕복 머리를 빗으며 잡는 동작을 5분간 지속한다.
- 양손의 지첨을 앞이마 양측 언저리로부터 시작하여 점차 바깥쪽으로 왕복 빗으며 잡은 동작을 5분간 지속한다.

마사지의 인체 효과

01 근육에 미치는 마사지 효과

마사지가 근육계통에 미치는 영향

- 근섬유는 산소와 영양분을 공급받는다
- 마사지를 받으면 노폐물이 근섬유로부터 신속하게 배출된다
- 마사지는 근육의 운동기능을 향상시킨다
- 피로한 근육을 마사지하면 근육의 활동 능력이 3~5배 증가한다
- 마사지는 운동 상해 예방에 도움을 준다
- 마사지는 경기력 향상에 도움을 준다
- 마사지는 근육의 혈액 공급을 촉진한다
- 마사지는 근육의 이완 및 수축기능을 조정한다

육조영(2013)

02 인체에 미치는 마사지 효과

스포츠 마사지는 선수의 경기력 향상 (피부, 근육, 기능)을 목적으로 기계적 자극을 주는 요법이다

마사지의 연구 영역

- 인체조직에 대한 물리적 영향
- 마사지가 피로회복에 미치는 영향
- 마사지가 경기력 향상에 미치는 영향
- 마사지가 운동 상해 예방에 미치는 영향
- 마사지가 유연성 증가에 미치는 영향
- 마사지가 림프액의 활동·물질대사·중추신경계·감각기관에 미치는 영향
- 마사지가 기능항진에 미치는 영향
- 마사지가 면역 기능에 미치는 영향
- 마사지가 근육·뼈·림프·소화·호흡·사고 등의 신경 지배 메커니즘에 미치는 영향
- 마사지와 내장 수용기에 관한 연구
- 마사지가 신심 안정에 미치는 영향
- 마사지가 직무 기록에 미치는 영향
- 마사지가 노화 지연에 미치는 영향

근육에 미치는 마사지 효과

스포츠 마사지는 체중, 근과 심신의 기능 회복, 기계적 자극작용, 물리적 자극작용이 그 기능을 회복시키기 위해 행해지는데 그 효과가 높다. 또한 예방과 치료, 컨디션 조절 기능에도 중요하게 작용하는 수기요법이다

육조영(2013)

03 피부에 미치는 마사지 효과

피부에 미치는 마사지 효과

- 마사지는 표피의 노폐화한 세포를 피부의 표면으로부터 비늘 조각처럼 분리시킨다
- 마사지를 받으면 피부호흡이 좋아지고 지방선의 분비 기능과 열의 발산을 조절하는 땀샘의 움직임이 활발해진다
- 마사지는 피부의 맥관을 넓히고 혈액순환 피부와 피부 분비선의 상태를 좋아지게 한다
- 마사지는 피부 맥관의 혈액 및 림프액의 흐름을 좋게 한다
- 마사지는 체내의 노폐물을 빠르게 배출시키는 작용을 하며 물질 교환 과정을 현저하게 향상시킨다
- 마사지는 피부근육의 긴장력을 높이고 피부를 매끈하고 부드럽게 한다

육조영(2013)

04 관절기능에 미치는 마사지 효과

관절계통
골격의 연결을 통해서 인체의 움직임을 조정하는 기능

뼈와 인체의 결합체와 관계가 있는 골격이다

관절액은 뼈의 접촉 마찰을 적게 하기 위하여 관절강에서 윤활유 역할을 한다

두 개의 뼈로 구성되어 있는 관절을 단순골절이라 하고 두 개 이상의 뼈로 구성되어 있는 골절을 복합관절이라고 한다

뼈가 연결하는 장소는 소절낭으로 싸여 있다. 관절낭은 외층, 섬유질층, 인대층, 내부층, 관절액으로 되어 있다

마사지가 관절에 미치는 효과

- 마사지는 관절의 영양 섭취를 개선하고 관절염을 방지한다
- 마사지는 결합기관의 탄력성, 내구성이 증가시키고 그것에 등반하여 관절의 가동 범위도 확대된다
- 마사지는 상해 예방뿐만 아니라 회복 및 재활을 위한 최고의 수기 요법이다
- 마사지는 관절을 튼튼하게 하며 관절의 견고성을 높이며 관절과 관계한 질병을 예방한다
- 마사지는 관절의 피로를 빠르게 회복시키는 작용을 하므로 스포츠계, 의료계에서 널리 활용되고 있다
- 마사지는 연골조직 파손을 보호하고 피로관절의 회복을 단축한다
- 마사지는 관절의 가동성을 촉진한다

육조영(2013)

05 혈액에 미치는 마사지 효과

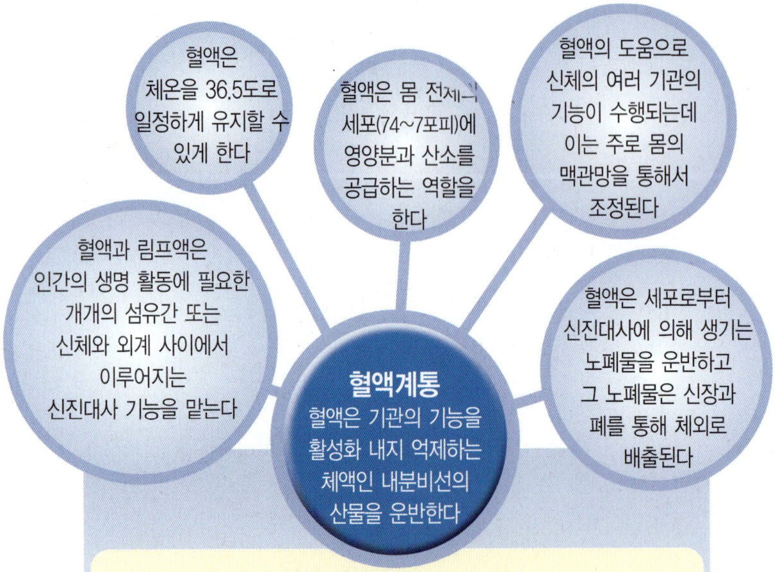

마사지가 혈액에 미치는 효과

- 혈액에 영양 공급을 촉진하고 혈액의 흐름을 원활히 한다
- 마사지는 혈액의 흐름을 빠르게 하고 여러 기관에 산소와 각종 영양분이 보다 활발히 공급되게 한다
- 마사지는 노폐물이 보다 빨리 체외로 배출될 수 있도록 해주며 정체 현상의 해소와 각종 부종의 해소를 돕는다
- 마사지는 맥관을 강화하는 수단이다
- 마사지는 맥관 순환을 촉진하므로 자기 자신으로부터 정맥의 환류를 재촉하고 대순환의 동맥 저하를 감소시킨다
- 신체조직의 액상 매체의 흐름을 촉진하고 산소 공급을 원활하게 한다

육조영(2013)

06 림프계에 미치는 마사지 효과

림프관은 정맥과 유사한 막을 가지고 있다

림프액은 상부의 방향, 심장의 방향으로만 흐른다

림프계는 림프 모세관, 림프관, 림프절로 구성되어 있다

림프관은 독자적으로 통하고 있기 때문에 림프절 부분에서는 림프액의 후측이 완만해진다

림프계통
림프계의 영양 공급의 수단임과 동시에 노폐물의 배출을 담당한다

큰 림프절은 관절 부분에 있으며 상지에는 액하 림프절과 척골 림프절이 있고, 하지에는 슬와 림프절과 서혜 림프절이, 두부에는 하악 림프절과 경 림프절이 있다

마사지가 림프에 미치는 효과

- 림프액의 흐름을 강화하고 조직의 영양 공급을 개선한다
- 마사지는 림프관에 압력을 더해 림프액의 순환을 촉진시킨다
- 마사지는 고혈압, 비만, 당뇨병, 동맥경화, 심혈관 질환이 있는 사람들에게 널리 이용될 수 있는 최고의 수기요법이다
- 마사지는 림프액의 순환을 촉진시키는 작용을 하므로 육체노동, 지적노동에만 필요한 것이 아니고 좌업식 노동을 하는 사람, 특히 고개를 숙이거나 허리를 옆으로 틀고 앉는 사람들에게 꼭 필요한 요법이다
- 동통을 방지하고 림프류에 의한 전염을 방어한다
- 조직 내의 세균을 차단한다

육조영(2013)

07 신경계에 미치는 마사지 효과

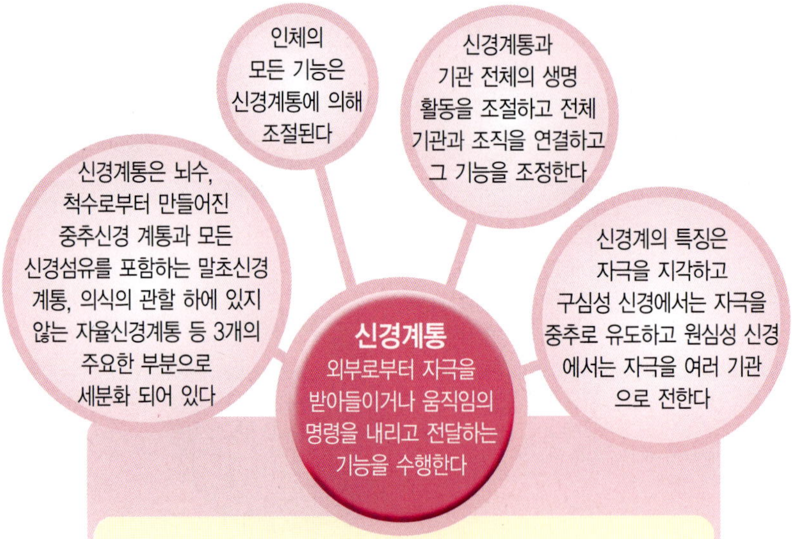

마사지가 신경에 미치는 효과

- 마사지는 흥분작용에 영향을 주고, 말초신경에 작용하며 대뇌 반구 피질을 중개하여 중추신경계통에 전달하는 작용을 한다
- 마사지기법 중 경찰법과 진동법은 진정작용을 한다
- 마사지기법 중 유념법과 수권 고타법, 절타법, 박타법, 이중 고타법은 자극을 불러일으킨다
- 마사지는 육체 및 지적노동 후 활력과 경쾌한 기분을 일으키고 직무 만족도와 작업 능률을 향상시킨다
- 마사지는 혈액을 촉진한다
- 단기 마사지는 기능을 높이고 장기 마사지는 기능을 퇴각시킨다
- 마사지는 자율신경계통에 대해서는 반사작용을 나타낸다

육조영(2013)

08 소화기계통에 미치는 마사지 효과

마사지가 소화기에 미치는 효과

- 복부 마사지는 위장의 연동운동, 소화액의 분비작용을 향진시킨다
- 복부 마사지는 소화, 흡수작용을 활발히 하고 위장의 내용물 배출을 원활하게 한다
- 전신 마사지는 메타포리즘을 왕성하게 하여 소화기능을 향상시킨다

육조영(2013)

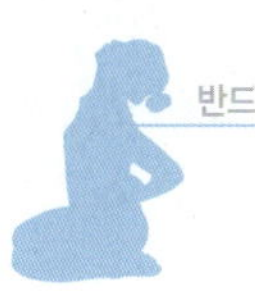

09 호흡기계통에 미치는 마사지 효과

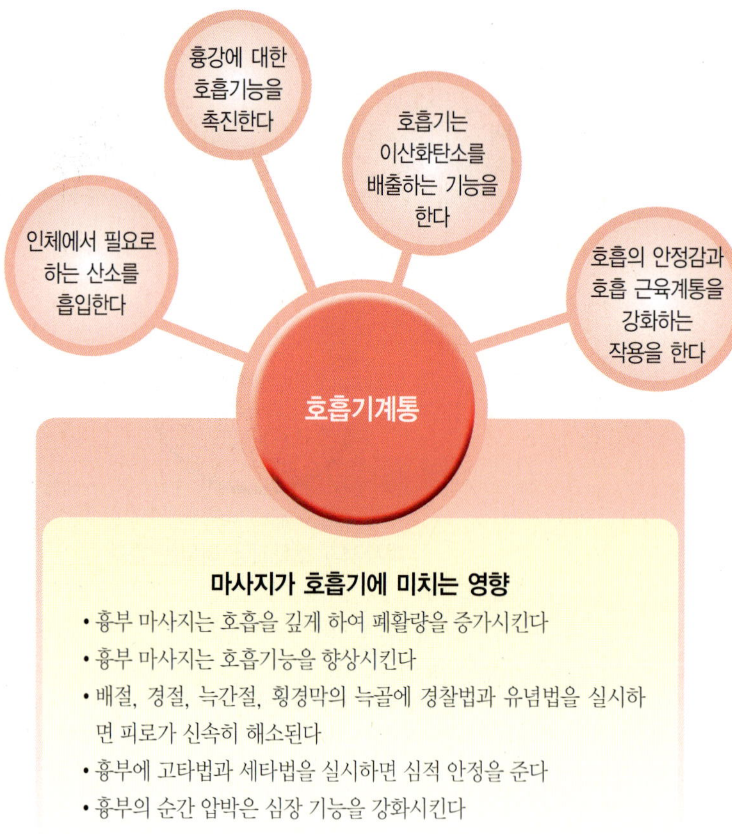

육조영(2013)

10 물질대사에 미치는 마사지 효과

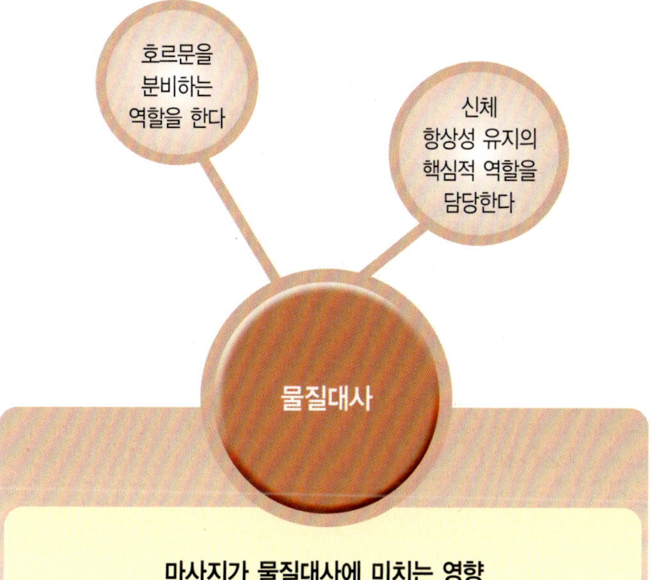

마사지가 물질대사에 미치는 영향

- 마사지는 혈액의 산·알칼리 균형을 파괴하지 않고 분비 변화에도 영향을 미치지 않는다
- 마사지는 탄산 분비를 동반하는 전체 산소 수요를 10~15% 정도 증대시킨다
- 마사지는 소변 중에 인산염, 젖산염, 유기산의 분비가 제거되어 풍부한 알칼리도 일소된다
- 마사지는 가스대사를 향상한다
- 마사지는 젖산 함유물질의 증대를 촉진하지 않아 산성증을 일으키지 않는다

육조영(2013)

참고문헌

강현희, 「한국 스포츠마사지의 실태 및 발전방향 연구」, 고려대학교대학원 박사학위논문, 2002.

고수성, 「스포츠 마사지의 효과에 관한 고찰」, 울산대학교 산업대학원 석사학위논문, 2006.

김덕영, 「요통환자를 위한 요통체조와 스포츠마사지가 건강에 미치는 영향」, 우송대학교 보건복지대학원 석사학위논문, 2007.

김민선, 「스포츠 마사지가 비만자의 지질대사에 미치는 효과」, 용인대학교 교육대학원 석사학위논문, 2002.

김민형, 「운동 후 스포츠마사지가 혈중 젖산 농도 변화에 미치는 영향」, 우석대학교교육대학원 석사학위논문, 2003.

김영빈, 「스포츠마사지 프로그램이 통풍의 통증평가척도에 미치는 영향」, 체력과학연구, 28권, 2005, 29~43면.

김영빈, 「유형별 스포츠마사지 처치가 심폐기능, 호르몬반응 및 전해질 농도에 미치는 영향」, 원광대학교대학원 석사학위논문, 2000.

김용서, 「고관절 부위와 마사지가 하체 체형 변화에 미치는 영향」, 인제대학교 대학원 석사학위논문, 2009.

김정석, 「스포츠센터 참가주부의 스포츠마사지 경험이 여가만족 및 생활만족에 미치는 영향」, 용인대학교 대학원 석사학위논문, 2000.

남정우, 「마사지 처치가 회복기의 에너지 대사 및 전해질에 미치는 영향」, 전남대학교 교육대학원 석사학위논문, 2001.

노판수, 「스포츠마사지가 장거리 달리기의 경기력과 부상예방 및 피로회복에 미치는 영향」 경희대학교 체육대학원 석사학위논문, 2002.

노판수, 윤우상, 박현, 「스포츠마사지가 장거리 달리기의 경기력과 부상예방 및 피로회복에 미치는 효과」, 체육학논문집, 31권, 2003, 65~74면.

박상욱, 강현희, 「여가활동으로서의 스포츠마사지의 가치 연구」, 한국스포츠리서치, 15권5호, 2004, 839~846면.

박칠성, 「치료적 스포츠마사지가 지연유발근육통의 근손상지표에 미치는 영향」, 동신대학교대학원 석사학위논문, 2008.

배도섭, 「스포츠 마사지가 지연유발근육통(DOMS)에 대한 통증 및 혈중 지질에 미치는 영향」, 한신대학교 스포츠재활과학대학원 석사학위논문, 2008.

배은혜, 「스포츠마사지가 여자 유도선수들의 자율신경변화에 미치는 영향」, 용인대학교대학원 석사학위논문, 2007.

백승현, 「일과성 운동 후 회복기 스포츠마사지가 근기능, 심혈관계기능, 혈중 피로물질 및 전해질 농도에 미치는 영향」, 전북대학교대학원 박사학위논문, 2009.

백승현, 「카이로프랙틱과 스포츠마사지 골반 각의 변위에 의한 요통의 감소에 미치는 영향」, 전북대학교 교육대학원 석사학위논문, 2004.

백승현, 강희성, 공미애, 「운동 후 회복기 스포츠 마사지가 심장 자율신경 활동에 미치는 영향」 운동과학, 16권 3호, 2007, 271~280면.

백승현, 신명희, 황은아, 강희성, 김형준, 「스포츠마사지를 이용한 다리각도와 하지길이의 교정이 요통이 자각 감소에 미치는 영향」, 운동학학술지, 11권 2호, 2009, 55~53면.

백종희, 윤미숙, 박상갑, 권유찬, 채종훈, 「최대운동 후 스포츠마사지가 회복기 심폐기능 및 젖산농도에 미치는 영향」, 한국체육학회지, 40권 3호, 2001, 825~834면.

설륜성, 「스포츠마사지가 무용수 상해예방에 주는 효과 연구」, 전북대학교 대학원 석사학위논문, 2007.

손진수, 「스포츠마사지 처치가 견관절 동통 증후군 환자의 견관절 가동성 향상 및 통증 완화에 미치는 영향」, 고려대학교대학원 석사학위논문, 2002.

송명현, 「신체접촉을 통한 스포츠마사지가 자폐아의 적응행동에 미치는 효과」, 공주대학교 교육대학원 석사학위논문, 2003.

신범철, 육조영, 「Sports Massage의 시술자세와 촉진에 관한 연구」, 한국스포츠리서치, 9(1), 1998.

신종윤, 「최대운동 후 스포츠마사지가 혈중 피로문질 대사에 미치는 영향」, 우석대학교 교육대학원 석사학위논문, 2009.

오동우, 「스포츠마사지 프로그램이 지연유발근육통의 통증과 근육손상지표에 미치는 영향」, 원광대학교대학원 박사학위논문, 2004.

육조영 외, 「스포츠 마사지와 운동요법」, 도서출판 홍경, 1991.

육조영, 「스포츠 마사지와 치료방법론」, 도서출판 홍경, 1992.

육조영, 「스포츠 마사지론」, 도서출판 홍경, 1998.

육조영, 「운동후 Stretching과 Sports Massage가 피로회복에 미치는 영향」, 한국스포츠리서치, 9(2), 1998.

육조영, 「피부마사지 요법」, KSIDI 출판부, 1999.

육조영, 「발관리요법」, KSIDI 출판부, 1999.

육조영, 「수면요법」, KSIDI 출판부, 1999.

육조영, 김명기, 이윤근, 임정일, 김석일, 김희선 「스포츠 마사지학」, 도서출판 홍경, 2000.

육조영, 「조깅과 마라톤과 마사지」, 광림출판사, 2013.

이성주, 「최대하운동 후 스포츠마사지가 혈중 피로물질 및 대사 물질에 미치는 영향」, 강릉대학교 대학원 석사학위논문, 2008.

이승열, 유경태, 「최대부하운동 스포츠 마사지가 하지 근력 회복에 미치는 영향」, 운동학학술지, 11권 3호, 2009, 41~51면.

이영동, 「최대운동 후 스포츠마사지가 혈액세포에 미치는 영향」, 조서대학교 교육대학원 석사학위논문, 2003.

전진열, 「카이로프랙틱과 스포츠마사지가 만성요통 환자의 요통자각도와 통증관련 생활요인에 미치는 효과」, 대구가톨릭대학교 일반대학원 석사학위논문, 2008.

정동혁, 「스포츠의학에 있어서 칠적 스포츠마사지에 대한 탐색」, 체력과학연구, 26권 1호, 2003, 83~110면.

정문효, 「최대운동 후 스포츠마사지 처치가 혈액변인과 근통증 자각도에 미치는 영향」, 국민대학교 스포츠산업대학원 석사학위논문, 2001.

조영윤, 「무용전공자를 위한 스포츠마사지 효과 연구: 서울소재 예술고등학교 중심으로」, 경희대학교 대학원 석사학위논문, 2003.

진행미, 황선주, 김창호, 「스포츠마사지가 고등학교 레슬링선수의 순발력과 민첩성에 미치는 영향」, 대학무도학회지, 11권 2호, 2009, 287~298면.

차지현, 「고교 볼링선수들의 경기 중 스포츠마사지가 근 피로회복에 미치는 영향」, 명지대학교 대학원 석사학위논문, 2006.

최경삼, 「스포츠마사지 실시 전 후 신체조성에 미치는 영향」, 부경대학교대학원 석사학위논문, 2003.

최덕성, 「스포츠마사지가 섬유근통증후근 환자의 삶의 질과 통증척도에 미치는 영향」, 원광대학교 대학원 석사학위논문, 2007.

한선주, 「스포츠마사지가 고등학교 레슬링선수의 순발력과 민첩성에 미치는 영향」, 경기대학교 스포츠과학대학원 석사학위논문, 2008.

홍성찬, 박병근, 정동혁, 「이상근증후군에 있어서 치료적 스포츠마사지의 효과」, 체력과학연구. 25권 1호, 2002, 1~18면.

황병관, 「마사지와 스트레칭이 볼링선수들의 체력 훈련과 볼링 경기 후 피로회복에 미치는 영향」, 대구가톨릭대학교 교육대학원 석사학위논문, 2010.

Antoni, M.H., Goodkin, K., Goldstein, V., Laperriere, A., Ironson, G., & Fletcher, M.A.,Coping responses to HIV-1 sorostatus notification predict short-term affective distress and one year immunologic status in HIV-seronegative and seronegative gay men [Abstract]. *Psychosomatic Medicine. 53*, 1991. p.227.

Arkko, P.J., Pakarinen, A.J., & Kari-Koskinen, O.,Effects of whole body massage on serum protein, electrolyte and hormone concentrations, enzyme activites, and hematological parameters. *International Journal of Sports Medicine. 4*, 1983, pp.265~267.

Armstronh, R.B., Warren, C.L., & Wyatt, F., The effects of massage treatment on exercise fatique. *Clinical Sports Medicine. 1*, 1998, pp.189~196.

Balnave, C.D., & Thompson, M.W., Effects of training on eccentric exercise-induced muscle damage. *Journal of Apple Applied Physiology. 75*, 1993, pp.1545~1551.

Barbach, L.,For Each Other Doublenday Anchor Press, 1983.

Barlow, A., Clarke, R., Johnson, B., Seabourne, D., Thomas, & Gal, J., Effect of massage of the hamstring muscle group on performance of the sit and reach test. *Br. J. Sports Med. 38*, 2004, pp.349~351.

Barlow, Y., & Willouby, J., Pathophysiology of soft tissue repair. *Britigh Medicine Bullitin. 48*, 1992, pp.698~711.

Batavia, M., Contraindications for therapeutic massage: do sources agree? *Journal of bodywork and movement therapies. 8*, 2004, pp.48~57.

Berk, L.S., Nieman, D.C., & Youngberg, W.S., The effect of long endurance running on natural killer cells in marathoners. *Medical and Science in Sports and Exercise. 22,* 1990, pp.207~212.

Blalock, J.E., The immune system as a sensory organ. Journal of Immunoligy. 32, 1984, pp.1067~1070.

Brahmi, Z., Tomas, J.E., Park, M., & Dowdeswell, I.A.G., The effect of acute exercise on natural killer cell activity of trained sedentary human sebjets. *Journal of Allergy Clinical Immunology. 5,* 1985, pp.321~328.

Cafarelli, E., & Flint, F., The role of massage in preparation for and recovery from exercise. *Sports Medicine. 14,* 1992, pp.1~9.

Callaghan, M.J., The role of massge in the management of the athlete：a review. *British Jurnal of Sports Medicine. 27,* 1993, pp.28~33.

Carroll, K.K., Flynn, M.G., Bodary, P.F., Bushman., Choi, D.H., Weiderman, C.A., Brickmanm, T.M., Brickman, L.E., & Brolinson, B.A., Resistance Training and immune system function of young men. *Medical and Science in Sports and Exercise. 27,* 1995. p.S176.

Clarkon, P.M., & Newham, D.J., Associations between muscle soreness, damage and fatigue. *Advaned Experimental Medical Biology. 384,* 1994. pp.457~469.

Clarkson, P.M., & Sayers, S.P., Etiology of exercise-induced muscle damage. Canadian *Journal of Applied Physiology. 23,* 1999, pp.234~248.

Corbin, L., Safety and efficacy of massage therapy for patients with cancer. *Journal of cancer control. 12(3),* 2005, pp.158~164.

Crenshaw, A.G., Thornell, L.E., & Friden, J., Intramusclular pressure, torque and swelling in the exercise-induced sore vastus lateralis muscle. *Act Physiology Scandinavian. 152,* 1994, pp.265~277.

Doershuckm, C.M., Allard, M.F., Lee, S., Brumawell, M.L., & Hogg, J.C., Effect of epinephrine on neutrophil kinetics in rabbit lungs. *Journal of Applied Physiology. 63,* 1998, pp.401~407.

Drew, T., Kreider, R., & Drinkard, B., Effects of post-event massage therapy on repeated ultra-endurance cycling. *International Journal of Sports Medicine. 11*, 1990. p.407.

Edward, A.J., Bacon, T.H., Elms, C.A., Verardi, R., Felder, M., & Knight, S.C., Changes in the populations of lymphoid cells in human peripheral blood following physcal exercise. *Clinical Experimental Immunology. 58*, 1984, pp.420~427.

Eisenberg, D.M., Kessler, R.C., Foster, C., Norlock, F.E., Calkins, D.R., & Delbanco, T.L., Unconventional medicine in the United States: Prevalence, coats and patterns of use. *New England Journal of Medicine. 328*, 1993, pp.246~252.

Ernst, E., Does post-exercise massage treatment reduce delayed onset muscle soreness? A systematic review. *British Journal of Sports Medicine. 32(3)*, 1998, p.212~214.

Ernst, E., Manual therapies for pain Control: Chiropractic and massge. *Clin. J. Pain. 20*, 2004. p.8~12.

Esperson, G.T., Elback, A., Ernst, E., Toft, E., Kaalund, S., Jersild, C., & Grrunner, N., Effect of physical exercise on cytokines and lymphocyte subpopulation inhnman peripherial blood. *Acta Pathology & Immunology Scandinaviam. 98*, 1990. p.395.

Evans, W., & Cannon, J., Metabolic effects of exercise-induced muscle damage. Exercise and Sports Science Review. 19, 1991. p.125.

Faulkner, J.A., Brooks, S.V., & Opiteck, J.A.,Injury to skeletal muscle fibres during contraction：Conditions of occurrence and prevention. Physiological Therapy. 73. 1993. pp.911~921.

Ferrell-Torry, A.T., & Glick, O.J., The use of therapeutic massage as a nursing intervention to modify anxiety and the perception of cancer pain. Cancer Nursing. 16, 1993, pp.93~101.

Ferry, A., Picard, F., Duvallet, A., Weill, B., & Rieu, M., Changes in blood leukocyte populations induced by acute maximal and chronic submaximal exercise. *European Journal of Applied physiology. 59*, 1990, pp.435~442.

Field, T., Grizzle, N., Scafidi, F., & Schanberg, S., Massge and relaxation therapies' effects on depressed mothers. Manscript under reivew, 1994.

Field, T., Hernandez-Reif, M., Diego, M., Feijo, L., Vera, Y., & Gil, K., Massage therapy by parents improves early growth and development. *Infant behavior & development. 27*, 2004, pp.435~442.

Field, T., Morrow, C., Valdeon, C., Larson, S., Kuhn, C., & Schanberg, S., Massage reduces anxiety in child and aldolesscent psychiatric patients. *Journal of American Academic Child and Adolescent Psychiatry. 31*, 1992, pp.125~131.

Fitts, R.H., Cellulae Mechanisms of muscle fatique. *Physiololgical Review. 74*, 1994. pp.49~94.

Flankiln, G.A. (1993). The role of massage in preparation for and recovery from exercise. *Sports Medicine, 14(1)*.

Fraser, J., & Kerr, J.R., Psychophysiological effects of back massage on elderly insstitutionalized patients. *Journal of Advance Nursing. 18*, 1993, pp.238~245.

Fulmer, J.E., The effect of pre-performance massage on frequency in sprinters. *Atheletic Training. 26*, 1994.

Galloway, S.D.R., & Watt, J.M., Massage provision by physiotherapists at major athletics events between 1987 and 1998. *Br. Sports Med. 38*, 2004. pp.235~237.

Goats, G.C., Massage : the scientific basis of an ancient art. Part 1. Yhe techniques. *British Journal of Sports Medicine. 28*, 1994, pp.149~152.

Gupta, S., Goswami, A., Sadhukhan, A.K., & Mathur, D.N., Comparative study of lactate removal in short term massage of extremities, active recovery and a passive recovery period after supramaximal exercise sessions. *International Journal of Sports Medicine. 17(2)*, 1996, pp.106~110.

Hart, J.M., Swanik, C.B., Tierney, R.T., Effects of sport massage on limb girth and discomfort associated with eccentric exercise. *Journal of athletic training. 40(3)*, 2005, pp.181~185.

Hinds, T., Mcewan, I., Perkers, J., Dawson, E., Ball, D., & George, K., Effects of massage on limb and skin blood flow after quadriceps exercise. American college of sports medicine, 2004.

Hoffman-Goetz, L., & Pederson, B.K., Exercise and the immune system; a model of the stress response? *Immunology Today. 15*, 1994, pp.382~387.

Howatson, G., Garze, D., & Someren, K.A., The efficacy of ice massage in the treatment of exercise-induced muscle damage. *Scand J. Med. Sci. Sports. 15*, 2005, pp.416~422.

Howell, J.N., Chleboun, G., & Conatser, R., Muscle stiffness, Strength loss, swelling and soreness following exercise-induced injury in humans. *Journal of Physiology. 464*, 1993, pp.183~196.

Hunt, M.E., Physiotherapy in sports medicine. In : Torg, J.S., Welsh, P.R. & Shephard, R.G.(Eds.). *Current Therapy in Sports Medicine. 2*, 1990, pp.48~50.

Hunter, A.M., Watt, J.M., Watt, V., & Galloway, S.D.R., Effect of lower limb massage on, electromyography and force production of the knee extensors. *Br. J. Sports Med. 40*, 2006. pp.114~118.

Ironson, G., & Field, T., Massage therapy is associated with enhancement of the immune system's cytotoxic capacity. *International Journal of Neuroscience. 84*, 1996. pp.205~217.

Ironson, G., Field, T., Scafidi, F., Hashimoto, M., Kumar, A., Price, A., Goncalves, A., Burman, I., Tetenman, C., Patarca, R., & Fletcher, M.A., Massage therapy is associated with enhancement of the immune system's cytotoxic capacity. *International Journal of Neuroscience. 84*, 2000, p.205.

Ironson, G., Friedman, A., Klimas, N., Antoni, M., Fletcher, M.A., Laperriere, Simonneau, J., & Schniederman, N., Distress, denial and low adherence to behavioral interventions predict faster disease progression in gay men infected with immunodeficiency virus. *International Journal of Behavior Medicine. 1(1)*, 1994, pp.90~105.

Jane, A.D., Richard, R.M., & Sarah, E.C., Effect of massage on serum level of β-endorphin and β-lipotropin in health adults, Physical therapy, 1990.

Jerrilyn, A., Cambron, D.C., M.P.H., Ph.D., Dexheimer, J., L.M.T., & Patrica Coe, D.C., C.M.T. ,Changes in blood pressure after various forms of therapeutic massage: a preliminary study. *The journal of alternative and complement medicine. 12(1)*,

2006, pp.65~70.

Jonhagen, S., Ackermann, P., Eriksson, T., Saartok, T., & Renstrom, P.A.F.H., Sports massage after eccentric exercise. *Am. J. Sports Med. 32(6)*, 2004, pp.1499~1503.

Kaye, A.D., Kaye, A.J., Swinford, J., Baluch, A., Bawcom, B.A., Lambert, T.J., & Hoover, J.M. ,The effect of deep-tissue massage therapy on blood pressure and heart rate. The journal of Alternative and complementary medicine. 14(2), 2008, pp.125~128.

Kendall, A., Hoffman-Goetz, L., Houston, M., & MacNeil, B., Exercise and blood lympocyte subset responses : intensity, duration and subject fitness effects. *Journal of Applied Physiology. 69(1)*, 1990, pp.251~260.

Kiecolt-Glaser, J.K., Glaser, R., Strain, E., Stout, J., Messick, G., Sheppaed, S. Ricker, G., Romisher, S.C., Briner, W., Bonnell, G., & Donnerberg, R., Psychosocial enhancement enhancement of immunocompetence in a geriatric population. *Health Psychology. 4*, 1985. pp.25~41.

Kiecolt-Glaser, J.K., Glaser, R., Strain, E., Stout, J., Tarr, K., Holliday, J., & Specicher, C.E., Modulation of cellular immunity in medical students. *Journal of Behavior Medicine. 9*, 1986. pp.5~21.

Kuipers, H., Exercise-induced muscle damage. *International Journal of Sports Medicine. 15*, 1994, pp.132~135.

Langewitz, W., Ruttiman, S., Laifer, G., Maurer, P., & Kiss, A., The intergration of alternative treatment modalities in hiv ibfection-the patient's perspective. *Journal of Psyhosom Reserch. 38*, 1994, pp.687~693.

Leach, R.E.,Hyperbaric oxygen therapy in sports. *American Journal of Sports Medicine. 26*, 1998, pp.489~490.

Lehn, C., & Prentice, W.E., Massage In Prentice W.E.(ed). Therapeutic Modalities in Sports Medicine. St. Louis, Mosby-Year Book Inc., 1994, pp.335~363.

Lewis, M., & Johnson, M.I., The clinical effectiveness of therapeutic massage for musculoskeletal pain: a systematic review. *Journal of Physiotherapy, 92*, 2006, pp.146~158.

Lewis, R.K., A Physiologic evaluation of the sports massage. *Athletic Training*, 1995, p.26.

Longworth, J.C.D., Psychophysiological effects of back massage in normotensive females. *Advances Nurse Science. 4*, 1982, pp.44~61.

Mackinnon, L.T., Exercise and natural killer cells: what is the relationship? *Sports Medicine. 7*, 1989, pp.141~149.

Mackinnon, L.T., *Exercise & Immunology*. Champaign. IL, Human Kinetics, 1993.

Mackinnon, L.T., & Jenkins, D.G. Decreased salivary immunoglobulins after intense internal exercise before and after training. Medicine and Science in Sports and Exercise. 25, 1993, pp.678~683.

McCarthy, D.A., Snyder, A.C., Foster, C., & Wehrenberg, W.B., The leukocytosis of exercise, a review and model. *Sports Medicine. 6*, 1998, pp.333~363.

McKechnie, G.J.B., Young, W.B., & Behm, D.G., Acute effects of two massage techniques on ankle joint flexibility and power of the plantar llexors. *Journal of Sports Science and Medicine. 6*, 2007, pp.498~504.

Meek, S.S., Effects of slow stroke back massage on relaxation in hospice clients. IMAGE: *Journal of Nursing Scholarship. 25*, 1993, pp.17~21.

Moraska, A., Therapist education lmpacts the massage effect on postrace muscle recovery. University of Colorado at Denver and Health Sciences Center, Denver, Co., 2007.

Mori, H., Ohsawa, H., Tanaka, T.H., Taniwaki, E., Leisman, G., & Nishijo, K., Effect of massage on blood flow and muscle fatigue following isometric lumbar exercise. *Med. Sci. Monit. 10(5)*, 2004, pp.173~178.

Nieman, D.C., Henson, D.A., Gusewitch, G., Warren, B.J., Dotson, R.C., Butterworth, D.E., & Nehlsen-Cannarella, S.L., Physical activity and immune fuction in elderly women. *Medicine and Science in Sports and Exercise. 25*, 1993, pp.823~831.

Nosaka, K., & Clarkson, P.M., Relationship between post-exercise plasma CK elevation and muscle mass involved in the exercise. 25. 1992, pp.823~831.

Nosaka, K., & Clarkson, P.M., Relationship between post-exercise plasma CK elevation and muscle mass involved in the exercise. *International Journal of Sports Medicine,*

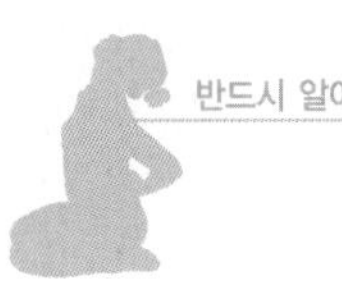

13(6), 1992, pp.471~475.

Oshida, Y., Yamanouchi, K., Hayamizu, S., & Satto, Y., Effect of acute physical exercise on lymphocyte subpopulation in trained and untrained subjects. *International Journal of Sport Medicine. 9*, 1988, pp.137~140.

Pedersen, B.K., Tvede, N., Hansen, F.R., Anderen, V., Pendixen, G., Bendtzen, K., Galbo, Haahr, P.M., Klarlund, K., Sylvest, J., Thomsen, B.S., & Halkjaer-Kristensen, J., Modulation of natural killer cell cativity in peripheral blood by physical exercise. *Scandinabica Journal of Immunology. 27*, 1988, p.673.

Pedersen, B.K., Tvede, N., Klarlund, K., Christensen, L.D., Hansen, F.R., Galbo. H., Kharazmi, A., & kalkjaer-Kristensen, J., Indomethacin in vitro and in abolishes post-exercise supperssion of natural killer cell activity peripheral blood. *International Journal of Sports Medicine. 11*, 1990, pp.127~131.

Prentice, W.E., Therapeutic ultrasound In: Prentice, W.E.(Eds.). Therapeutic Modalities in Sports Medicine(3rd ed.). 1990. pp.255~287. St. Louis: Mosby-Yearbook.

Rinder, A.N., & Sutherland, C.J., An investigation of the effects of massage on quadriceps performance after exercise fatigue. *Complement Therapy of Nurses and Midwifery. 1(4)*, 1955, pp.99~102.

Robertson, A., Watt, J.M., & Galloway, S.D.R., Effects of leg massage on recovery from high intensity cycling exercise. *Br. J. Sports Med. 38*, 2008, pp.173~176.

Rodenberg, J.B., Bar, P.R., & De Boer, R.W., Realation between muscle soreness and biochemical and funcional outcomes of eccentric exercise. *Journal of Applied of Applied Physiology. 74*, 1993, pp.2979~2983.

Rodenburg, R.J., & Shek, P.N., Amino acid, dieting, glycogen, muscle injury, overtraining, reactive, and species：Heavy exercise, nutrition and immune funtion. Is there a connection. *International Journal of Sports Medicine. 16*, 1995, pp.491~497.

Russell, M., Massage therapy and restless legs syndrome. Journal of bodywork and movement therapies. 11, 2006, pp.146~150.

Sala Horowitz, Evidence-based indications for therapeutic massage. Alternative &

complementary therapies. 2007, pp.30~35.

Schillinger, A., Koenig, D., Heafele, C., Vogt, S., Heinrich, L., Aust, A., Birnesser, H., & Schmid, A., Effect of manual lymph drainage on the course of serum levels of muscle enzymes after treadmill exercise. *Am. J. Phys. Med. Rehabil. 85(6)*, 2006, pp.516~520.

Sellwood, K.L., Brunkner, P., Williams, D., Nicol, A., & Himman, R., Ice-water immersion and delayed-onset muscle soreness: a randomised controlled trial. *Br. J. Sports Med. 41*, 2007, pp.392~397.

Sherman, K.J., Cherkin, D.C., Kahn, J., Erro, J., Hrbek, A., Deyo, A.R., & Eisenberg, D.M., A survey of training and practice patterns of massage therapists in two US states. *BMC Complementary and Alternative Medicine. 5*, 2005, p.13.

Sherman, K.J., Dixon, M.W., Thompson, D., & Cherkin, D.C., Development of a taxonomy to describe massage treatments for musculoskeletal pain. *BMC complementary and alternative medicine. 6*, 2006, p.24.

Sims, S., Slow stroke back massage for cancer patients. Nursing Times, 82, 1986, pp.47~50.

Smith, L.L., Acute inflammation : The underlying mechanism in delayed onset muscle soreness? *Medicine Science in Sports and Exercise. 23*, 1991, pp.542~551.

Smith, L.L., Keating, M.N., Holbert, D., Spratt, D.J., McCammon, M.R., Smith, S.S., & Israel. The effects of athletic massage on delayed onset muscle soreness, creatine kinase and neutrophil count: A preliminart report. *Journal of Orthopedatric in Sports Medicine and Physical Therapy. 19*, 1994, pp.93~99.

Smith, T.A., & Pyne, D.B., Exercise, training and neutropil function. Exercise Immunology Review. 3, 1997, pp.96~117.

Steves, R., MEd, ATC, PT, Appraising Clinical Studies: A Commentary on the Zainuddin et al and Hart et al Studies. *Journal of Athletic Training. 40(3)*, 2005, pp.186~190.

Tanaka, T.H., Leisman, G., Mori, H., & Nishijo, K., The effect of massage on localized lumbar muscle fatigue. *BCM complementary and Alternative Medicine. 2*, 2002, p.9.

Targan, S., Britvan, L., & Dorey, F., Activation of human NKCC by moderate exercise :

increased frequency of NK cells with enhanced capability of effector target lytic interactions. *Clinical of Experimental Immunology. 45*, 1981, pp.352~361.

Tharp, G.D., & Barnes, M.W., Reduction of salva immunoglobin levels by swim training. *European Journal of Applied Physiology. 60*, 1990, pp.61~64.

Tiidus, P.M., Manual massage and recovery of muscle funtion following exercise : A lietrature review. Journal of Orthopedic Sports Science and Physical Therapy. 25, 1997, pp.107~112.

Tiidus, P.M., Radical species in inflammation and overtraining. *Canadian Journal of Physiological Pharmacology. 76*, 1988, pp.533~538.

Tiidus, P.M., & Shoemaker, J.K., Effleurage massage, muscle blood flow and long team post-exercise strength recovery. *International Journal of Sports Medicine. 16*, 1995, pp.478~483.

Viitasalo, J., Nieman, K., & Kaappo, R., Effleurage, Muscle blood flow and long team post-exercise strength recovery. *International Journal of Sports Medicine. 16*, 1995, pp.478~483.

Viitasalo, J., Nieman, K., & Kaappo, R., Warm underwater water-jet massage improves recovery from intense physical exercise. *European Journal of Applied Physiology. 71*, 1995, pp.431~438.

Vindigni, D., Parkinson, L., Walker, B., Rivett, D.A., Blunden, S., & Perkins, J., A community-based sports massage course for Aboriginal health workers. *Aust. Journal Rural Haelth. 13*, 2005, pp.111~115.

Vindigni, D.R., Parkinson, L., Blunden, S., Perkins, J., Rivett, D.A., & Walker, B.K., Aboriginal health in Aboriginal hands: development, delivery and evaluation of a training programme for Aboriginal health workers to pormote the musculoskeletal health of Indigenous people living in a rural community. *Rural and Remote Health. 4*, 2004, p.281.

Weinrich, S.P., & Weinrich, M., The effects of massage on pain in cancer patients. *Applied Nursing Research. 3*, 1990, pp.140~145.

Weltman, D.L., The effects of massage on athletes' cardiorespiratory system. *Soviet Sports Review. 25(1)*, 1991.

Wood, S.A., Morgan, D.L., & Proske, U., Effects of repeated eccentric contractions on structure and mechanical properties of toad sartorius muscle. *American Journal of Physiology. 265*, 1993, p.C792–800.

Zainuddin, Z., Newton, M., Sacco, P., Nosaka, K., Effect of massage on delayed-onset muscle soreness, swelling, and recovery of muscle function. *Journal of athletic training. 40(3)*, 2005, pp.174~180.

Zeitilin, D., Keller, S.E., Shiflett, S.C., Schlerifer, S.J., & Bartlett, J.A., Immunological effects of massage therapy during academic stress. *Psychosomatic Medicine. 62*, 2000, pp.83~87.